大うつ病性障害の検証型治療継続アルゴリズム
STAR*D (Sequenced Treatment Alternatives to Relieve Depression): その臨床評価とエビデンス

編集
稲田 俊也

著者
- I 　　山本 暢朋，稲田 俊也
- II–1 　山本 暢朋，佐藤 康一，稲垣 中，稲田 俊也
- II–2 　佐藤 康一，山本 暢朋，稲垣 中，稲田 俊也
- II–3 　藤澤 大介

〈付録〉
- IDS-C/HAM-D：稲田 俊也，佐藤 康一，山本 暢朋，瀧村 剛，稲田 貴子，稲垣 中
- STAR*D版HAM-D：稲田 俊也，佐藤 康一，山本 暢朋，瀧村 剛，稲田 貴子，稲垣 中，中根 允文
- QIDS：藤澤 大介，中川 敦夫，田島 美幸，佐渡 充洋，菊地 俊暁，射場 麻帆，渡邉 義信，山口 洋介，舳松 克代，衛藤 理砂，花岡 素美，吉村 公雄，大野 裕

2011

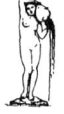

星 和 書 店

Seiwa Shoten Publishers

2-5 Kamitakaido 1-Chome
Suginamiku Tokyo 168-0074, Japan

The Sequenced Treatment algorithm of the Major Depressive Disorder to Validate the Clinical Evidence

STAR*D (Sequenced Treatment Alternatives to Relieve Depression):

Its Clinical Evaluation and Evidence

Edited by
Toshiya INADA

Authors
Inada T, Yamamoto N, Sato K, Fujisawa D, and Inagaki A.

Seiwa Shoten Publishers, Tokyo
JAPAN 2011

目　次

はじめに　　v
STAR*D 研究プロジェクト主任研究者からのメッセージ　　vii

I．STAR*D アルゴリズムの概要　　1

１．はじめに　　3
２．このアルゴリズムの目的　　3
３．対象患者　　4
４．各治療レベルの概要　　4
　　レベル 1　　4
　　レベル 2　　4
　　レベル 2 A　　5
　　レベル 3　　5
　　レベル 4　　5
５．治療効果の判定方法　　6
６．各レベルでの治療結果　　6
　　レベル 1　　6
　　レベル 2　　6
　　レベル 2 A　　7
　　レベル 3　　7
　　レベル 4　　7
７．STAR*D アルゴリズムの展開　　7
８．STAR*D アルゴリズムの臨床的意義　　9
　文　献　　11

II．STAR*D アルゴリズムの臨床評価　　15

１．IDS-C　　17
　　１．評価尺度の概要　　17
　　２．日本語版の評価者間信頼性　　17
　　文　献　　17
２．STAR*D 版 SIGHD　　18
　　１．抑うつ気分　　18
　　２．罪責感　　18
　　３．自殺　　19
　　４．入眠障害（睡眠初期の障害）　　19
　　５．熟眠障害　　19
　　６．早朝睡眠障害（睡眠末期の障害）　　20
　　７．仕事と活動　　20

8．精神運動抑制　　20
　　　9．精神運動激越　　20
　　10．不安，精神症状　　20
　　11．不安，身体症状　　21
　　12．身体症状，消化器系　　21
　　13．身体症状，一般的　　21
　　14．生殖器症状　　22
　　15．心気症　　22
　　16．この1週間の体重減少　　22
　　17．病識　　23
　　18．日内変動　　23
　　19．現実感喪失・離人症　　24
　　20．妄想症状　　24
　　21．強迫症状　　24
　　文　献　　24
3．QIDS-SR ……………………………………………………………………………………………… 25
　　1．はじめに　　25
　　2．日本語版 QIDS-SR　　26
　　3．QIDS-SR の実施方法と採点方法　　26
　　4．うつ病の他の評価尺度との比較　　26
　　5．まとめ　　27
　　文　献　　27

〈付録〉
HAM-D/IDS-C 併用評価用構造化面接　日本語版
STAR*D 版　SIGH-D
自己記入式簡易抑うつ症状尺度　日本語版

はじめに

　STAR*D（Sequenced Treatment Alternatives to Relieve Depression）アルゴリズムプロジェクトは，米国の公的研究費の助成を受けて2003年から実施されてきた大うつ病性障害に対する大規模臨床試験である。われわれは2006年にこのプロジェクトの概要を総説で公表したが，その当時は，このアルゴリズムプロジェクトの骨格をなす抗うつ薬のほとんどが市販されていない時期であり，あまり関心がもたれるような状況ではなかった。

　大うつ病性障害の治療アルゴリズムの実践と検証をめざして行われたこのプロジェクトから得られた知見は，大うつ病性障害の薬物療法に関して実に多くの臨床的示唆に富む報告がなされ，今後の臨床にすぐにでも活用にできる知見から，今後もさらに検討を積み重ねることによって成果が出てきそうな内容までさまざまなレベルの研究報告が行われてきている。

　わが国では，2006年以降にセルトラリン，ミルタザピン，デュロキセチンが相次いで販売されるようになった。わが国で未発売のcitalopramについては，その有効活性成分である光学異性体のみのエスシタロプラムがまもなく上市を控え，bupropionの開発もすすめられている。抗うつ薬のラインナップが充実しつつあるこのタイミングで，精神科臨床医は改めてこのプロジェクトの概要と成果を学び，このプロジェクトから得られた臨床的意義とエビデンスを生かして，各々の臨床医がそれぞれ独自の治療アルゴリズムを自らの臨床経験の中で構築してみたくなるのではないかと思い，われわれは本書を企画した。

　本書の構成は，最初にSTAR*Dアルゴリズムプロジェクトの概略とこのプロジェクトから得られたエビデンスの概要を紹介し，続いてこのプロジェクトの臨床評価で用いられた3つの評価尺度についての紹介をしている。ここに紹介する3つの評価尺度は臨床医・研究者が自らの患者に臨床評価を行う場合や自らの臨床研究で使用する場合には自由に使えるパブリックドメインのスケールとして掲載されている。

　本書で紹介している評価手法や臨床エビデンスが，大うつ病性障害を治療する臨床精神科医の間で広く活用され，大うつ病性障害の薬物療法の進歩に少しでも役立つことがあれば著者らにとってはこの上ない喜びである。

平成23年5月4日

公益財団法人神経研究所
附属晴和病院
稲田　俊也

STAR*D 研究プロジェクト
主任研究者からのメッセージ

親愛なる稲田先生

　稲田先生より STAR*D に関する解説書が出版されると伺い，大変うれしく思っております。出版にあたり，STAR*D に関していくつかの重要なことをお話しします。御参考になれば幸いです。
　STAR*D はうつ病患者の方々の治療を行う際に臨床医の役に立つように作成されました。STAR*D で試みられた治療が有効であることは，研究結果の中に示されていますが，より多くのうつ病患者の方々が意外に早く完全寛解に達するためには，今でも長い道のりがあるのが実情です。STAR*D では，治療の管理を最適なものとするために「評価に基づくケア（Measure Based Care）」というものが用いられました。精神症状や副作用を評価して，その転帰に基づいて治療方針を軌道修正することができれば，治療の一貫性が保たれるだけではなく，転帰も予測可能なものとなって，患者の方々には安心感をもたらし，臨床医には貴重な情報を提供します。患者の面倒を熱心にみることは，良好な転帰を得るという視点では，正しい治療を選択することと同じくらい重要なことであると考えています。

平成 23 年 5 月 16 日

ジョン　ラッシュ（A. John Rush）
シンガポールにて

（翻訳　山本暢朋，稲垣 中，稲田俊也）

I

STAR*D アルゴリズムの概要

山本 暢朋,稲田 俊也

1 はじめに

　我が国のうつ病患者の総数は 2008 年に 1,000 万人を突破し，最近の 10 年間で 2.4 倍にまで増加している。また，我が国における自殺やうつ病での失業などによる 2009 年の経済的損失額が推計で約 2.7 兆円に上ることが，厚生労働省から発表された。わが国における医療費のうち，精神科医療費が占める割合は年々上昇しており，平成 16 年度にはその 6.1％を占めるに至っているが，中でも大うつ病性障害などの気分障害圏の患者は多く，平成 17 年度における約 269 万人の精神科外来患者のうち，33.3％が気分障害圏であるとされる（精神保健福祉研究会，2009）。一方，米国における大うつ病性障害の生涯有病率は 4.9-17.9％とされ（Wessiman ら，1991）（Kessler ら，1994），その損失は年間 440 億ドルにも達するとされる（Greenberg ら，1993）。自殺者の多くが大うつ病性障害との関連を指摘されているように，この障害は患者の社会的機能を損なわせるに留まらず，一般的な身体状況にまで影響を及ぼすこともありえる。2020 年には，大うつ病性障害は，社会的機能障害を与える疾患として，虚血性心疾患に次いで多く見られるようになると予想されている（Murray ら，1996）。

　このため，大うつ病性障害に対しては早期より適切な治療的介入を行うことが極めて重要であり，その選択肢としては精神療法や薬物療法があげられる。このうち，薬物療法では抗うつ薬を用いた治療が中心となっているが，多くの抗うつ薬やその他の薬物増強療法については，無作為化対照試験（randomized controlled trials: 以下，RCT）などにより，実証的でエビデンスレベルの高い方法で有用性の検証が行われ，その他の治療に関しても有用性に関するエビデンスが集積されつつある。実際，個々の抗うつ薬治療がどのようなタイプのうつ病患者にどの程度有用であるのかについては，抗うつ薬の開発メーカーなどが実証的な臨床研究を積み重ねているが，有用性が確立されたさまざまな治療手段をどのような順序で実施するのかといったことや，ある治療手段で十分な治療効果が得られなかった場合に，次にどのような治療を行うべきであるのかということ等に関しては，未だ十分なエビデンスが蓄積されているとは言い難い状況である。このような状況を踏まえ，大うつ病性障害の治療を標準化することが求められるようになり，さまざまな地域や研究グループから治療ガイドライン・アルゴリズムが公表されるようになった。近年では根拠に基づいた医療（evidence based medicine: EBM）の普及や発展に伴い，エビデンスに基づいたガイドライン・アルゴリズムによる治療ストラテジーが，特に重要視されるようになってきている。

　われわれは過去二度にわたり，2003 年から米国国立精神保健研究所の研究費支援を得て行われている大うつ病性障害に対する STAR*D（Sequenced Treatment Alternatives to Relieve Depression）アルゴリズムプロジェクト（図 1）の概略について紹介してきた（山本と稲田，2006; 2008）。このアルゴリズムプロジェクトが与えたインパクトは大きく，他のガイドライン等にもその概略が記載されるようになったほか（Taylor et al, 2009），このアルゴリズムに関連した大うつ病性障害の治療に関する新たな知見も報告されている。ここでは，過去にわれわれが公表した総説をもとに，その後に公表された新たな知見を追加して加筆・修正を行い，改めて STAR*D アルゴリズムの全容を紹介する。

2 このアルゴリズムの目的

　この治療アルゴリズムは，レベル 1 からレベル 4 まで 4 段階（一部は 5 段階，後述）の治療手段が設定されており，各レベルでは 12 週間にわたって治療を行うことが推奨されている。エントリーされた患者は最初にレベル 1 の治療を受けることになる。治療期間内において「寛解」した場合は，その時点で転帰が確定し，それより先のレベルでの治療は行われない。治療期間内において，寛解しないものの「反応」がみられた場合には，同じレベルの治療をそのまま 12 か月間継続して経過が観察される。寛解も反応も見られなかった患者は次のレベルに進むこととなる。レベル 1 以外の各レベルでは，複数の治療選択肢が準備されていて，対象患者は無作為にある特定の治療選択肢に割り付けられ，治療を受けることになる。つまり，ある治療に失敗した場合，引き続いて（sequenced）行われる治療（treatment）の選択肢（alternatives）の中からどれを選ぶことがうつ病の緩和（relieve to depression）に役立つのか—これを明らかにすることを目的として STAR*D アルゴリズムプロジェクトが

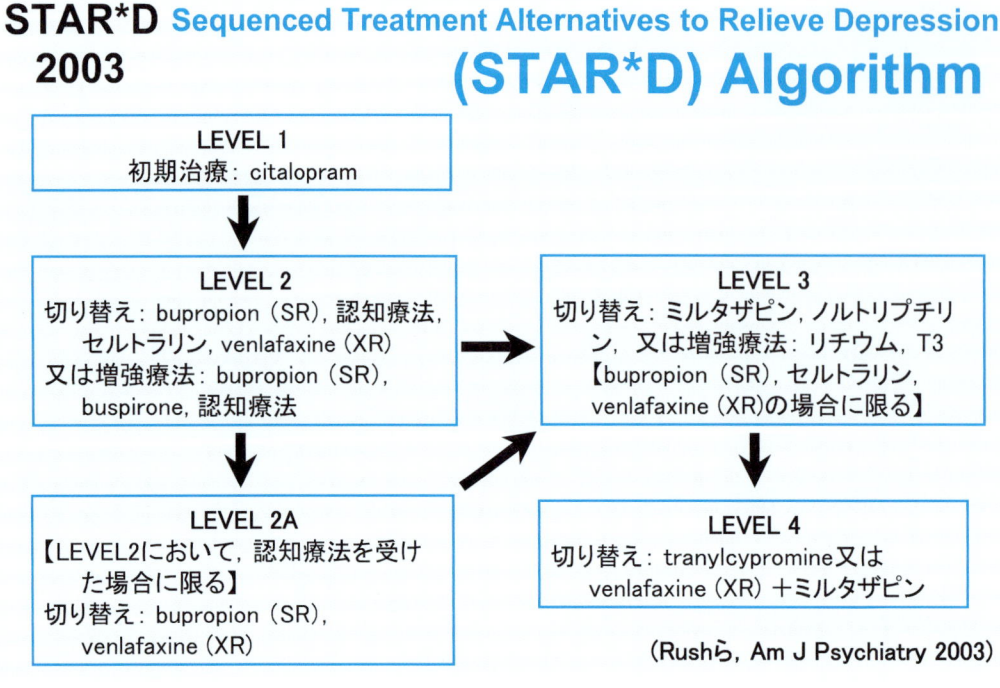

図1

実施された．具体的に言えば，このアルゴリズムのなかで，レベル2～4の各レベルにおいて，複数の治療選択肢に関するRCTが行われ，有効性や有害事象の程度が検討されることになる．STAR*Dの各レベルにおいて，複数の治療手段が提供され，その結果がRCTとして比較されることを，Lavoriら（2001）は「均衡に階層化する無作為化（"equipoise-stratified randomized" design）」と呼んでいる．

3 対象患者

このアルゴリズムに組み入れられた対象患者は，18～75歳で，DSM-IVで大うつ病性障害と診断され，精神病性の特徴の有無を伴わず，17項目版ハミルトンうつ病評価尺度（Hamilton Rating Scale for Depression：以下，HAMD-17）で14点以上の外来通院患者であり，このうち，書面により本研究に参加することへの同意が得られた者である．ただし，過去に躁病エピソードがみられた患者や，現在の大うつ病性エピソードにおける標準的な薬物療法に対して明らかに耐性がなかったか，反応が得られなかった患者などは除外された．

4 各治療レベルの概要

●レベル1

対象となった患者は，大うつ病性障害についての短い教育的プログラムを受けると共にcitalopram（以下，CIT）が投与された．CITは選択的セロトニン再取り込み阻害薬（以下SSRI, selective serotonin reuptake inhibitor）の一つであるが，半減期が長いためSSRI離脱症候群を生じにくく，肝薬物代謝酵素であるチトクロムP-450系にあまり影響を与えず薬物相互作用が少ないといった特徴があり，このレベルでの治療薬として選択された．

●レベル2

レベル1での治療で寛解や反応が得られなかった患者がこのレベルに進んだ．一般的に，ある抗うつ薬によって十分量・十分期間治療が行われても反応が乏しい場合には，他の抗うつ薬に切り替えるか，または何か別の薬物を追加する，といった治療選択肢が考えられる．レベル2で準備された治療選択肢は，治療の切り替え（switch：以下，切り替え治療）または治療の増強（augmentation：以下，増強治療）の2つに大

別され，切り替え治療では 4 種類の，増強治療では 3 種類の選択肢が準備された．対象患者はこれら 7 つの治療選択肢に無作為に割り付けられた．

切り替え治療では，セルトラリン（以下，SER），bupropion（以下，BUP），venlafaxine（以下，VEN），認知療法（以下，CT）の 4 種類が選択肢として準備された．SER は SSRI の一つであるが，CIT 同様に半減期が長く SSRI 離脱症候群を生じにくい，チトクローム P-450 系にあまり影響を及ぼさず薬物相互作用が少ないなどの特徴を持つため，このレベルでの治療薬として選択された．BUP はノルアドレナリン及びドーパミンの再取り込み阻害作用を持つが，セロトニン系には影響を及ぼさない．VEN は SNRI（serotonin noradrenaline reuptake inhibitor）の一つであり，セロトニン・ノルアドレナリン再取り込み阻害作用により効果を示す．BUP と VEN は SSRI とは異なった作用機序を持つため，このレベルの治療選択肢となった．抗うつ薬の投与を中止して CT の実施へ切り替える選択肢も提供された．CT は高度に構造化されていて，1 セッションにつき 45-60 分を要し，3-4 か月間に 12-20 回のセッションが行われた（Friedman ら，2004）．

増強治療では，別の薬剤が CIT と併用されることとなるが，併用薬剤としては BUP, buspirone（以下，BUS），CT の 3 種類の選択肢が用意された．BUS はタンドスピロン類似の作用機序を持つ抗不安薬であり，セロトニン 1 A 部分アゴニスト作用により抗不安作用を発現する．BUP, BUS, CT はいずれもオープンラベルの，ないしは二重盲検試験によりその効果が支持されているため，増強治療の選択肢として選ばれた．

● レベル 2 A

レベル 2 において十分な反応が見られなかった患者のうち，切り替え治療か増強治療かに関わらず CT を実施した患者は，このレベルに進み無作為に BUP または VEN への切り替え治療に割り付けられた．このレベルは，レベル 3 に進む前に 2 種類の薬物治療を行う目的で設定された．

● レベル 3

2 種類の薬物療法を施行したものの，寛解も反応もみられなかった患者がこのレベルに進んだ．切り替え治療では 2 種類の治療選択肢が準備された．増強治療では，追加する薬剤として 2 種類が準備された．

切り替え治療ではミルタザピン（以下，MRT）とノルトリプチリン（以下，NTP）の 2 種類が選択肢として準備された．MRT は NaSSA（noradrenergic and specific serotonergic antidepressant）であり，わが国では 2009 年より発売されているが，ノルアドレナリンとセロトニンを再取り込み以外の機序で増強することによって抗うつ作用を発現し，このレベルより前に使用されたどの抗うつ薬とも作用機序が異なっている．NTP は三環系抗うつ薬であり，安価で古くから使用されているが，抗コリン作用などの副作用が比較的強く，また特に過量服薬した場合では心血管系などへ影響を及ぼす可能性がある．比較的高価な新規抗うつ薬と，安価だが副作用や安全性へのリスクがある薬剤とを比較することは，医療経済学上の意義もあると考えられたためこれらの薬剤が選択された．

増強治療ではリチウム（以下，Li）またはトリヨードサイロニン（以下，T_3）の併用が選択肢として含められた．対象患者はレベル 2 またはレベル 2 A で使用されていた抗うつ薬（SER, BUP, VEN あるいは CIT のいずれか）に，Li ないしは T_3 が併用され，増強治療では合計 8 種類の治療選択肢が提供されることとなった．これらの増強治療は，特に T_3 によるものは気分障害治療の専門家によって行われ，またその有効性は広く知られているためこのレベルでの実施が選択された．

このレベルでは，切り替え治療 2 種類と増強治療 8 種類の，合計 10 種類の治療選択肢が準備され，対象患者は各々の治療選択肢に無作為に割り付けられた．

● レベル 4

レベル 4 に達するまでの治療期間は，レベル 2 A が実施されていない場合は 36 週間が，実施されている場合は 48 週間が経過していることになり，このレベルに到達した患者は比較的高い治療抵抗性を持つものと考えられる．このレベルでは切り替え治療のみが提供され，tranylcypromine（以下，TCP），または MRT 及び VEN の併用の 2 種類が治療選択肢として準備された．TCP はアンフェタミン類似の構造を持つモノアミン酸化酵素阻害薬（monoamine oxdase inhibitors: 以下，MAOI）である．MAOI は米国な

どで治療抵抗性の大うつ病性障害に対する治療薬として用いられているが，SSRI や三環系抗うつ薬などとの併用によりセロトニン症候群を生じる可能性があり，またチーズなどのチラミンを含む食物を摂取すると高血圧クリーゼを生じかねないため，厳格な食事制限が必要となる。こうした欠点のため MAOI は初期治療において通常は第一選択薬剤とはなりえず，このレベルで用いられることになった。MRT と VEN の併用は California rocket fuel とも呼ばれ，互いの薬剤が異なった作用機序によりセロトニン・ノルアドレナリン双方を増強することから，このレベルでの治療選択肢として準備された。多くの治療アルゴリズムにおいては，治療抵抗性の大うつ病性障害患者には電気けいれん療法が検討されることも多いが，再燃率が高く認知機能への悪影響があるなどといった理由により，このアルゴリズムでは用いられなかった。

5 治療効果の判定方法

治療効果は，HAMD-17 及び 16 項目版自記式簡易うつ病評価尺度（Quick Inventory of Depressive Symptomatology-Self Report，以下 QIDS-SR-16）を用いて判定された。また，対象患者の機能，QOL（quality of life），副作用なども評価尺度を用いて検討された。「寛解」とは HAMD-17 で 7 点以下，ないしは QIDS-SR-16 で 5 点以下とされた。寛解には至らないものの，治療前の QIDS-SR-16 の得点が 50％以上減少すれば治療に「反応」したとされた。寛解も反応もみられない患者は「十分な反応に至らなかった」とされた。治療に反応し同じレベルで 12 か月間の観察期間に入った対象患者については，3 か月，6 か月，9 か月，12 か月後にも評価が実施された（Rush ら，2004）（Fava ら，2003）。

6 各レベルでの治療結果

● レベル 1

4,790 名の患者が参加したものの，スクリーニングによって不適当とされ除外された患者なども存在したため，結局 4041 名の患者がこのレベルでの対象となった。CIT は平均 41.8 mg（一日量，以下同じ）が投与された。1127 名が寛解，1475 名が反応したと判断され，寛解率は HAMD-17 で 28％，QIDS-SR-16 で 33％と報告された。(Trivedi ら，2006)(Wisniewsky ら，2007)。

● レベル 2

1439 名がこのレベルに進み，727 名が切り替え治療に，565 名の患者が増強治療に割り付けられた。切り替え治療では BUP には 239 名が，SER には 238 名が，VEN には 250 名が割り付けられ，平均投与量は各々 282.7 mg，135.5 mg，193.6 mg であった。寛解率は，BUP では HAMD-17 で 21.3％，QIDS-SR-16 で 25.5％であり，SER では HAMD-17 で 17.6％，QIDS-SR-16 で 22.6％であり，VEN では HAMD-17 で 24.8％，QIDS-SR-16 で 25％であった。また，BUP で 26.1％，SER で 26.7％，VEN で 28.2％の患者が反応した。切り替え治療では，いずれの薬剤でも 4 人に 1 人が寛解し，各薬剤間では結果に有意な差は認められなかった（Rush ら，2006 a）。CT への切り替え治療群には 62 名が割り付けられた。薬物への切り替え治療群と CT への切り替え治療群の間において，反応率や寛解率には有意な差が認められなかった。しかし，薬物への切り替え治療群のほうが有意に早く寛解に至った。CT への切り替え治療群の寛解率は 30.0％であり，薬物への切り替え群の寛解率は 26.7％であった（Rush ら，2006 b: Thase ら，2007）。

増強治療では，279 名が BUP に，286 名が BUS に割り付けられた。CIT と BUP の併用群では，CIT の平均用量が 54.2 mg，BUP の平均用量が 267.5 mg であり，その寛解率は HAMD-17 で 29.7％，QIDS-SR-16 で 39.0％となり，また 31.8％の患者が反応を示した。CIT と BUS の併用群では，CIT の平均用量は 54.9 mg，BUS の平均用量は 40.9 mg となり，その寛解率は HAMD-17 で 30.1％，QIDS-SR-16 で 32.9％であり，また 26.9％の患者が反応を示した。BUP による増強治療は BUS の増強治療よりも有意に大うつ病性障害を改善した（Triveri ら，2006）。CIT と CT の併用による増強治療群には 85 名が割り付けられた。CT への切り替え群治療同様に，薬物による増強治療群と CT による増強治療群の間において，反応率や寛解率では有意な差が認められなかった。また，薬物による増強治療群のほうが有意に早く寛解に至った。CT 併用による増強治療群の寛解率は 30.8％であり，薬物による増強治療群の寛解

率33.3％であった。CTへの切り替え，あるいはCTでの増強療法にもかかわらず，寛解も反応もなく，レベル2Aに進むことになった患者は両群合わせて31名であった。また，レベル2において2種類の薬物療法を受けた患者のうち，389名が寛解，584名が反応したと判断された（Rushら，2006 b: Thaseら，2007）。

● レベル2A

このレベルに進んだ患者は31名であり，15名がBUSに，16名がVENに割り付けられた。5名が寛解，8名が反応したと判断され，残りの18名がレベル3に進んだ（Rushら，2006 b）。

● レベル3

レベル2からの患者359名とレベル2Aからの患者18名の合計377名がレベル3に進むこととなった。切り替え治療に割り付けられたのは235人であった。114名がMRTに，121名はNRTに割り付けられた。MRT投与群では，その平均投与量は42.7 mgであり，寛解率はHAMD-17で12.3％，QIDS-SR-16で8.0％となり，また13.4％の患者が反応を示した。NRT投与群では，その平均投与量は96.8 mgであり，寛解率はHAMD-17で13.4％，QIDS-SR-16で12.4％となり，また16.5％の患者が反応した。両薬剤の改善率に有意な差は認められず，また2種類の薬物療法が失敗した後に行う，3回目の抗うつ薬による単剤治療では寛解率や反応率は低いことが示された（Favaら，2006）。

増強治療に割り付けられたのは142名であり，69名がLiに，73名がT_3に割り付けられた。HAMD-17での寛解率はLi投与群では15.9％，T_3投与群では24.7％であり，QIDS-SR-16での寛解率はLi投与群で13.2％，T_3投与群では24.7％となった。両薬剤間において，寛解や反応率は有意な差が認められなかった。一方で，副作用による治療中断率はT_3投与群の9.6％に対してLi投与群では23.2％と有意に高く，副作用の出現率もLi投与群で多く認められた。このため，2種類の薬物治療が失敗した後に行う増強治療としては，副作用の少ないT_3を用いるほうがLiよりも若干有利であることが示された（Nierenbergら，2006）。このレベルでは，169名の患者が寛解，99名の患者が反応したと判断された（Rushら，2006 b）。

● レベル4

このレベルには109名が進んだ。TCPへの切り替え治療には58名が割り付けられ，その平均投与量は36.9 mgであり，寛解率はHAMD-17で6.9％，QIDS-SR-16で13.8％となった。VEN/MRTの併用による切り替え治療には51名が割り付けられ，VENとMRTの平均用量はそれぞれ210.3 mgと35.7 mgであり，寛解率はHAMD-17で13.7％，QIDS-SR-16で15.7％であった。TCP投与群はMRT/VEN併用群よりも寛解率が有意に低く，また有害事象も多く認められた。このため，治療抵抗性の大うつ病性患者の治療では，MAOIであるTCPの治療よりもVEN/MRTの併用療法がより有効であると考えられた（McGrathら，2006）。

7 STAR*Dアルゴリズムの展開

このアルゴリズムでは，一定の条件を満たした多数の患者を対象としており，有効性や有害事象などが標準化された臨床評価尺度によって測定されている。このため，このアルゴリズムから得られたデータを用いた多くの研究が公表されている。それらの中から，十分な症例数を対象としている研究を中心に紹介する。

Wardenら（2007 a）は，各レベルでのQIDS-SR-16を用いた寛解率を調査したところ，レベル1より各々37％，31％，14％，13％であり，より早い段階での精力的な治療が望ましいと報告している。レベル1に関して，精神科専門施設とプライマリ・ケア施設それぞれでの治療成績について検討した研究では，寛解に至る時間や寛解率・反応率は，両施設間での差異は認められなかった（Gaynesら，2008）。Trivediら（2006）は，レベル1でCITの治療を受けた患者のうち，2876名を対象として寛解率などに与える要因を調査した。この結果，コーカソイド系であること，女性であること，高い教育を受けていること，雇用されていることは寛解率の高さと結びついていた。また，エピソードの長さ，不安障害や物質乱用といった精神科疾患の合併，低い病前の社会機能やquality of lifeは，寛解率の低さと関連していることも指摘された。また，レベル1において，23.5％の患者がメランコリー性の特徴を有していたが，非メランコリー性の患者

群と比較した場合，寛解率が減少していたとの指摘もある（McGrath et al, 2008）。家族歴として自殺者を有する患者の場合には，大うつ病の発病がより早く，将来に対して悲観的な見方をしていたとの報告もみられる（Nierenberg et al, 2008）。不安を伴う患者とそうでない患者を比較検討した研究もある。この研究では，HAMD-17の項目のうち，不安/身体化を示す6項目（項目10，11，12，13，15，17）が7点以上の患者を，不安を伴ううつ病と定義した。レベル1では53.2％の患者が不安を伴っていたが，寛解率は不安を伴わない患者と比較して有意に低く，また不安を伴った患者では副作用や有害事象を生じた割合が有意に高かった。レベル2においても同様で，寛解率は切り替え治療・増強治療いずれに割り付けられた患者においても，不安を伴う患者はそうでない患者よりも寛解率が低かった（Favaら，2008）。Kukら（2010）は，レベル1の治療を受けた患者を対象に，反応を予想する因子について報告している。彼らは，性別や一般身体疾患の有無といった患者背景や，治療後6週間以内にQIDS-SR-16の得点によって反応が認められるといった早期の症状改善を，反応を予想する因子として検討した。この結果，患者背景そのものは反応を予想する因子にはなりえなかった。しかし，早期の症状改善が認められなかった患者は，最終的に非反応者となる可能性が高く，例えば2週間以内に反応が認められなかった患者280人のうち，最終的に治療に反応しなかった患者は227人であった。早期の治療中断は病状の増悪を招きかねないが，このアルゴリズムから脱落した患者を対象とした研究もみられる。研究に組み入れられた患者の26％が脱落したが，そのうち34％は組み入れ後直ちに，59％は12週までに，7％は12週以後に脱落した。そして，組み入れ後直ちに脱落した患者では，若年であることや低い教育歴であることなどと，それ以後に脱落した患者ではこの2点に加えアフリカ系であることと関連していた。一方で，1回以上の大うつ病エピソードを経験している患者では，脱落率が低かった（Wardenら，2007）。さらに，Wardenら（2009）は，レベル2においても，脱落した患者の要因について検討している。アフリカ系・非コーカソイド系・ヒスパニック系の人種であることや，若年であることは，脱落のしやすさと関連していた。また，レベル1での反応が乏しかったことなどは増強療法に割り付けられた患者群において，CITの副作用が強かったことなどは切り替え療法に割り付けられた患者群において，それぞれ脱落のしやすさと関連していた。

Nierenbergら（2010）は，レベル1で寛解と判断された患者を対象に，残存している抑うつ症状について調査している。寛解と判断された患者の90％以上は，DSM-IVの大うつ病エピソードの診断基準Aで示されている9つの症状のうち，少なくとも1つを有しており，その平均は3つであった。最も共通した症状は食欲の増加であり，次いで中途覚醒であった。診断基準Aから検討すると，71.7％の患者が睡眠障害を，35.9％の患者が食欲や睡眠の変動を有していた。

Lesserら（2008）は，レベル1の対象となったヒスパニック系の患者について，英語を話せる患者と，スペイン語しか話せない患者を比較検討した。スペイン語しか話せない患者は，英語を話せる患者に比べより高齢で，所得が低く，教育が低いといった特徴を有していたが，寛解率や反応率も英語を話せる患者に比べて低かった。この理由は明らかではないものの，英語を話せず社会的立場において不利益を被っていることと関係しているのではないかと考察している。人種間での寛解率を検討した研究も存在する。レベル1での寛解率は，白人が最も高く，次いでヒスパニック系，アフリカ系となった。また，アフリカ系とヒスパニック系は，白人に比べて社会的に不利な立場にあり，共存症も多いと報告された（Lesserら，2007）。

疲労感・不眠といった，うつ病にみられるような身体的共存症については50％の患者に認められ，これらの患者は高齢・低収入・低い教育歴・雇用されていないことやエピソードの期間が長いことと関連していた。また，身体的共存症を有する患者は，身体症状・消化器症状・交感神経の覚醒・鉛管様の麻痺といった大うつ病性障害に伴う特徴的な身体的症状とも関連していた（Yatesら，2007）。

物質乱用に関しての調査も存在する。物質乱用の家族歴を有する患者は46％に上るが，こうした患者ではより早期に疾患を発症し，再発が多く，自殺を企図し，精神科の共存症も多いことなどが示されていた（Davisら，2007）。レベル1の患者では，29％の患者が物質使用障害であったが，こうした患者はそうでないない患者と比べた場合，CITへの反応率や寛解率において有意な差はなかった。しかし，物質使用障害の患者の中でも，アルコールとその他の物質を併用

している患者では，物質使用障害がない患者に比べて，有意に寛解率が低く，また寛解に達する時間が長かった。さらに，物質使用障害がある患者は，そうでない患者よりも有害事象や入院の危険性が高かったとも報告されている（Davis et al, 2010）。

糖尿病の有無について検討した研究では，糖尿病患者と大うつ病性障害の重症度とは関連がなかったが，その身体症状とは関連があったと報告された（Bryanら，2008）。また，糖尿病を有する患者は，そうでない患者と比較して副作用が少なく，その程度も軽いなどとも報告されている（Byranら，2009）。さらに，早朝覚醒や交感神経系の機能亢進は，心疾患と有意に関連しているとの報告もみられる（Fraguasら，2007）。

対象患者の発病年齢を，年齢に応じ12歳未満，12歳から17歳，18歳から44歳，45-59歳，60歳以上の5群に分けて検討した研究では，レベル1での反応率には群間の差異はみられなかったものの，早期の発症は疾患の重症度や自殺企図などと関連し，また社会機能の低下や精神科共存症なども関連していると報告された（Zisookら，2007）。この研究に組み入れられた母親とその子供の精神状態を検討した研究もみられ，母親の病状が改善し疾患の症状が減少することは，子供の精神状態の改善と関連していることが示されている（Pilowskyら，2008）。

レベル1では遺伝子研究もなされていて，FKBP5・HTR 2 A・GRIK 4 が CIT との治療や反応など関連があること（Lekmanら，2008）（McMahonら，2006）（Paddockら，2007），緊急対応を要する自殺念慮と GRIK 2 や GRI 3 が関連していること（Lajeら，2007），反応や寛解が認められずレベル2に進むことになった患者とKCNK 2 遺伝子の変異に関連が見られたこと（Perlisら，2008），などの報告が見られる。経頭蓋磁気刺激法の有用性を，STAR*Dの結果と比較して論じた研究もあり，最初の抗うつ薬治療に失敗した場合，抗うつ薬療法を継続するよりも，経頭蓋磁気刺激法に切り替えたほうが，cost-effectiveness の観点から有効であるとの指摘がある（Simpson et al, 2009）。

8 STAR*D アルゴリズムの臨床的意義

精神障害の治療に用いられる治療手段は，RCTなどといったエビデンスの高い実証的研究によってその有効性が確認されていることがほとんどである。しかし，ある治療手段で十分な効果が得られなかった場合に，次に取るべき治療手段を決定する手がかりとなるようなエビデンスはほとんど存在していない。大うつ病性障害の治療においても，さまざまな治療ガイドライン・アルゴリズムが公表されているが，ある段階での治療に失敗し次の段階に進んだ場合には，異なる複数の治療選択肢が提示されていて，それからどれを選択するかは治療者に任されている場合が多い。そして，提示された治療選択肢の中から有効性・安全性・医療経済性などを考慮して選択することになるが，現状ではこうした治療選択肢の決定を支援するための十分なエビデンスが存在しているとは言いがたい。このように，既にエビデンスが確立されている治療手段について，どの治療手段から優先的に実施していくかについてのエビデンスを確立することが STAR*D アルゴリズム研究における目的の一つである。

この研究では，あらかじめ設定された STAR*D アルゴリズムによりうつ病の治療を実際に行い，その治療エビデンスの蓄積を行うとともに，このアルゴリズムの有用性の検証も同時に行っている。このため，STAR*Dは「検証型」アルゴリズムと表現することも可能で，日常臨床で広く用いられているうつ病の治療ガイドラインをフローチャート化した「臨床」アルゴリズムとはやや性格を異にするものといえる。例えていえば，テキサス州の医療スタッフによりすすめられている Texas Medication Algorithm Projoct (TMAP) の最終段階である TIMA (Texas Implementation of Medication Algorithms) をやや先鋭化した「最良の治療」仮説検証型のアルゴリズムに相当するものと考えられる（山本と稲田，2006）。実際，TMAPによる精神病症状を伴わない大うつ病性障害の治療アルゴリズムは，1999年版（図2）から2008年版（図3）への変遷は，STAR*Dアルゴリズムにより検証されたエビデンスに基づいて改訂がなされたものである。もともと1999年版では第3段階は抗うつ薬の単剤療法がすすめられていたが，STAR*D研究のレベル3でミルタザピンあるいはノルトリプチリンに割り付けられた患者群は，いずれもHAMD-17での寛解率が12〜13％と低反応であることが示されたことから（Favaら，2006），2008年版の改訂では第3段階では異なる作用機序を持つ抗うつ薬かリチウ

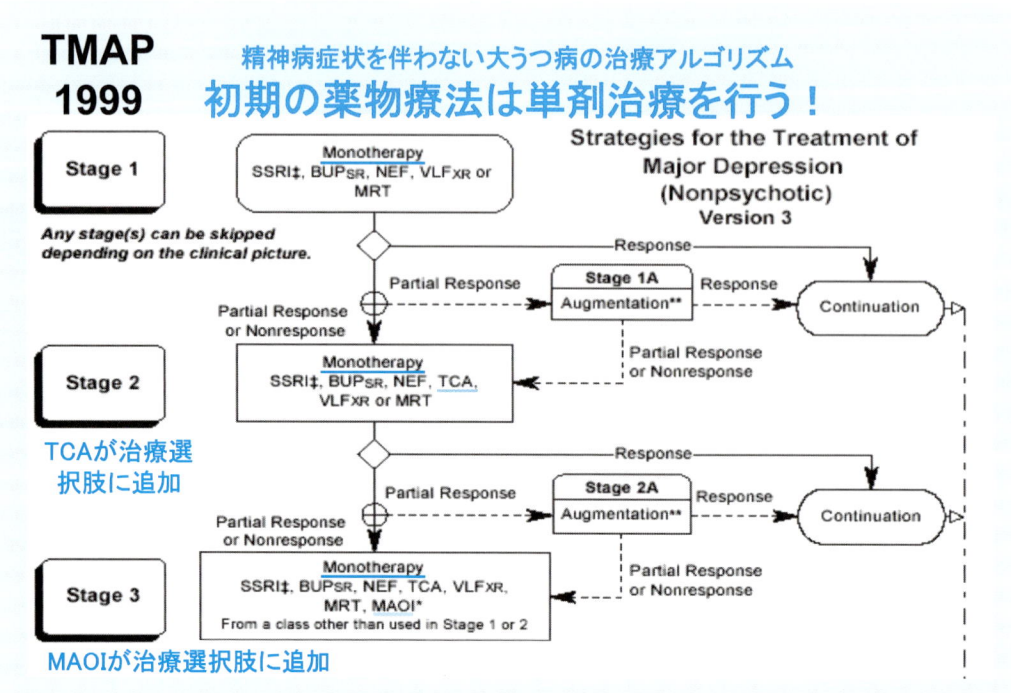

図2

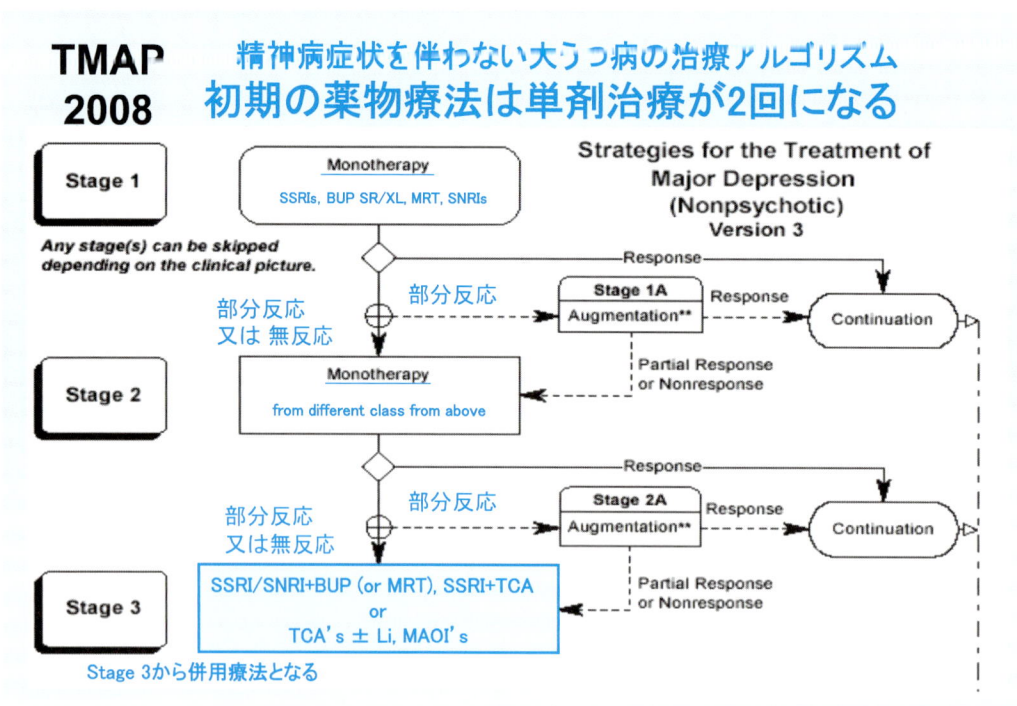

図3

ムの併用療法を推奨するようになっている。

　また，このアルゴリズムでは，一定の条件下にある多数の患者をアルゴリズムに従って治療し，さらに臨床評価尺度を用いながら効果や副作用など様々な事項を評価するため，優先すべき治療手段を決定するという目的以外にも，倫理基準が満たされている場合には多様な研究に応用できる可能性が存在する。わが国にもいくつかのうつ病治療ガイドラインが公表されているが，「検証型」アルゴリズムが実施され，検証と改訂を繰り返されているアルゴリズムは皆無に近い。ようやくわが国でも，米国並みに抗うつ薬のラインナップがそろってきた時期であり，今後はこのタイプの検証型アルゴリズム研究が広く行われ，わが国独自の臨床エビデンスが確立され，臨床応用されていくことが期待される。

文　献

Bryan CJ, Songer TJ, Brooks MM, et al: A comparison of baseline sociodemographic and clinical characteristics between major depressive disorder patients with and without diabetes: A STAR*D report. J Affect Disord 108: 113-120, 2008.

Bryan C, Songer T, Brooks MM, et al: Do Depressed Patients With Diabetes Experience More Side Effects When Treated With Citalopram Than Their Counterparts Without Diabetes? A STAR*D Study. Prim Care Companion J Clin Psychiatry 5: 186-196, 2009.

Davis LL, Frazier EC, Gaynes BN, et al: Are depressed outpatients with and without a family history of substance use disorder different? A baseline analysis of the STAR*D cohort. J Clin Psychiatry 68: 1931-1938, 2007.

Davis LL, Wisniewski SR, Howland RH, et al: Does comorbid substance use disorder impair recovery from major depression with SSRI treatment? An analysis of the STAR*D level one treatment outcomes. Drug Alcohol Depend 107: 161-170, 2010.

Fava M, Rush AJ, Alpert JE, et al: Difference in treatment outcome in outpatients with anxious versus nonanxious depression: A STAR*D report. Am J Psychiatry 165: 342-351, 2008.

Fava MF, Rush AJ, Trivedi MH, et al: Background and rationale for the Sequenced treatment alternatives to relieve depression (STAR*D) study. Psychiatr Clin N Am 26: 457-494, 2003.

Fava MF, Rush AJ, Wisniewski SR, et al: A comparison of Mirtazapine and Nortriptyline following two consecutive failed medication treatments for depressed outpatients: A STAR*D report. Am J Psychiatry 163: 1161-1172, 2006.

Fraguas R Jr, Iosifescu DV, Alpert J, et al: Major depressive disorder and comorbid cardiac disease: is there a depressive subtype with greater cardiovascular morbidity? Results from the STAR*D study. Psychosomatics 48: 418-425, 2007.

Friedman ES, Thase ME, Kornblith SJ: The implementation of cognitive therapy in STAR*D. Cognitive therapy and research 28: 819-833, 2004.

Gaynes BN, Rush AJ, Trivedi MH, et al: Primary versus specialty care outcomes for depressed outpatients managed with measurement-based care: results from STAR*D. J Gen Intern Med 23: 551-560, 2008.

Greenberg PE, Stiglin LE, Finkelstein SN, et al: The economic burden of depression in 1990. J Clin Psychiatry 54: 405-418, 1993.

Kessler RC, McGonagle KA, Zhao S, et al: Lifetime and 12-month prevalence of DSM-III-R psychiatric disorders in the United States. Results from the National Comorbidity Survey. Arch Gen Psychiatry 51: 8-19, 1994.

Kuk AY, Li J, Rush AJ: Recursive subsetting to identify patients in the STAR*D: a method to enhance the accuracy of early prediction of treatment outcome and to inform personalized care. J Clin Psychiatry 71: 1502-1508, 2010.

Laje G, Paddock S, Manji H, et al: Genetic markers of suicidal ideation emerging during citalopram treatment of major depression. Am J Psychiatry 164: 1530-1538, 2007.

Lavori PW, Rush AJ, Wisniewski SR, et al: Strengthening clinical effectiveness trials: equipoise—stratified randomization. Biol Psychiarty 50: 792-801, 2001.

Lekman M, Laje G, Charney D, et al: The FKBP 5-Gene in depression and treatment response—an association study in the sequenced treatment alternatives to relieve depression (STAR*D) cohort. Biol Psychiatry 63: 1103-1110, 2008.

Lesser IM, Castro DB, Gaynes BN, et al: Ethnicity/race and outcome in the treatment of depression: results from STAR*D. Med Care 45: 1043-1051, 2007.

McGrath PJ, Khan AY, Trivedi MH, et al: Response to a selective serotonin reuptake inhibitor (citalopram) in major depressive disorder with melancholic features: a STAR*D report. J Clin Psychiatry 69: 1847-1855, 2008.

McGrath PJ, Stewart JW, Fava MF, et al: Tranylcypromine versus venlafaxine plus mirtazapine following three failed antidepressant medication trials for depression: a STAR*D report. Am J Psychiatry 163: 1531-1541, 2006.

McMahon FJ, Buervenich S, Charney D, et al: Variation in the gene encoding the serotonin 2 A receptor is associated with outcome of antidepressant treatment Am J Hum Genet 78: 804-814, 2006.

Murray CJ, Lopez AD: Evidence-based health policy—lessons from the Grobal Burden of Disease Study. Science 274: 740-743, 1996.

Nierenberg AA, Alpert JE, Gaynes BN, et al: Family history of completed suicide and characteristics of major depressive disorder: a STAR*D (sequenced treatment alternatives to relieve depression) study. J Affect Disord 108: 129-134, 2008.

Nierenberg AA, Fava MF, Trivedi MH, et al: A comparison of Lithium and T_3 augumentation following two failed medication treatments for depression: a STAR*D report. Am J Psychiatry 163: 1519-1530, 2006.

Nierenberg AA, Husain MM, Trivedi MH, et al: Residual symptoms after remission of major depressive disorder with citalopram and risk of relapse: a STAR*D report. Psychol Med 40: 41-50, 2010.

Paddock S, Laje G, Charney D, et al: Association of GRIK 4 with outcome of antidepressant treatment in the STAR*D cohort. Am J Psychiatry 164: 1181-1188, 2007.

Perlis RH, Moorjani P, Fagerness J, et al: Pharmacogenic analysis of genes implicated in Rodent models of antidepressant response: association of TERK 1 and treatment resistance in the STAR*D study. Neuropsychopharmacology 33: 2810-2819, 2008.

Pilowsky DJ, Wickramaratne P, Talati A, et al: Children of depressed mothers 1 year after the initiation of maternal treatment: findings from the STAR*D-Child Study. Am J Psychiatry 165: 1136-1147, 2008.

Rush AJ, Fava MF, Wisniewski SR, et al: Sequenced treatment alternatives to relieve depression (STAR*D): rationale and design. Controlled Clinical Trials 25: 119-142, 2004.

Rush AJ, Trivedi MH, Wisniewski SR, et al: Bupropion-SR, sertraline, or venlafaxine-XR after failure of SSRIs for depression. N Engl J Med 354: 1231-1242, 2006 a.

Rush AJ, Trivedi MH, Wisniewski SR, et al: Acute and longer-term outcomes in depressed outpatients requiring one or several treatment steps: a STAR*D Report. Am J Psychiatry 163: 1905-1917, 2006 b.

精神保健福祉研究会: 我が国の精神保健福祉, 平成21年度版. 精神保健福祉研究会, 2009.

Simpson KN, Welch MJ, Kozel FA, et al: Cost-effectiveness of transcranial magnetic stimulation in the treatment of major depression: a health economics analysis. Adv Ther 26: 346-368, 2009.

Taylor D, Paton C, Kapur S: Maudsley Prescribing Guidelines. Informa healthcare, London, 2009.

Thase ME, Friedman ES, Biggs MM, et al: Cognitive therapy versus medication in augmentation and switch strategies as second-step treatments: a STAR*D report. Am J Psychiatry 164: 739-752, 2007.

Trivedi MH, Fava MF, Wisniewski SR, et al: Medication augmentation after the failure of SSRIs for depression. N Engl J Med 354: 1243-1252, 2006.

Trivedi MH, Rush AJ, Wisniewski SR, et al: Evaluation of outcomes with citalopram for depression using measurement-based care in STAR*D: implications for clinical practice. Am J Psychiatry 163; 28-40, 2006.

Warden D, Rush AJ, Trivedi MH, et al: The STAR*D project results: a comprehensive review of findings. Curr psychiatry Rep 9: 449-459, 2007 a.

Warden D, Rush AJ, Wisniewski SR, et al: What predicts attrition in second step medication treatments for depression?: a STAR*D Report. Int J Neuropsychopharmacol 12: 459-473, 2009.

Warden D, Trivedi MH, Wisnieski SR, et al: Predictors of attrition during initial (citalopram) treatment for depression: a STAR*D report. Am J Psychiatry 164: 1189-1197, 2007 b.

Weissman MM, Bruce ML, Leaf PJ, et al: Psychiatric disorders in America: the Epideminologic Catchment Area Study. pp 53-80, The Free Press, New York, 1991.

Wisniewski SR, Fava M, Trivedi MH, et al: Acceptability of second-step treatments to depressed outpatients: a STAR*D report. Am J Psychiatry 164: 753-760, 2007.

山本暢朋, 稲田俊也: STAR*D (sequenced treatment alternatives to relieve depression) アルゴリズムによるうつ病の薬物療法. 精神科 9: 523-529, 2006.

山本暢朋, 稲田俊也: STAR*D (Sequenced Treatment

Alternatives to Relieve Depression) ―アルゴリズムから得られたうつ病の治療エビデンス―. 臨床精神薬理 11: 1285-1292, 2008.

Yates WR, Mitchell J, Rush AJ, et al: Clinical features of depression in outpatients with and without co-occurring general medical conditions in STAR*D: confirmatory analysis. Prim Care Companion J Clin Psychiatry 9: 7-15, 2007.

Zisook S, Lesser I, Stewart JW, et al: Effect of age at onset the course of major depressive disorder. Am J Psychiatry 164: 1539-1546, 2007.

II

STAR*D アルゴリズムの臨床評価

1. 山本 暢朋, 佐藤 康一, 稲垣 中, 稲田 俊也

2. 佐藤 康一, 山本 暢朋, 稲垣 中, 稲田 俊也

3. 藤澤 大介

1 IDS-C

● 1. 評価尺度の概要

IDSは、DSM-IVで診断される大うつ病性障害の重症度を評価するためにRushら（1996）により開発された30項目からなるうつ病の評価尺度である。DSM-IVに定義される大うつ病性エピソードの診断基準Aに含まれる9項目の全てが網羅されている。不安／易刺激性といったうつ病に関連する精神症状や、非定型／メランコリー性の特徴と大うつ病性障害の特徴を同定するための事項も評価項目に含まれる。Rushら（2003）は、このIDSの30項目の中から大うつ病性障害を診断する目的で16項目を抽出したQiuck Inventory of Depressive Symptomatology (QIDS)を開発し、IDS-CとともにSTAR*Dアルゴリズムプロジェクトで用いている。QIDSの詳細は本書の別章に紹介されているが、IDS及びQIDSには、観察者によって評価されるIDS-C 30／QIDS-C 16（C: clinicians）と、患者自身が記入し評価するIDS-SR 30／QIDS-SR 16（SR: Self Rated）の2種類が存在する。SR版で評価ができる対象は軽症例などに限られており、患者が記載事項の指示に完全に従えないような状態像では、臨床スタッフは患者がSR版を理解できるように手助けするか、改めてC版を実施して評価を行う必要がある。IDS／QIDSは、最近1週間の精神状態についての評価を行い、各々の項目は0～3の4段階で評価されるが、そのアンカーポイントは重症度と頻度の双方で明示されている。IDSでは、項目11／12の2項目が「食欲」を、項目13／14の2項目が「過去2週間の体重」を評価しており、これらについてはいずれか1項目ずつの回答が得られるので、最終的に評価する項目は28項目で合計点は0～84点の間となる。

● 2. 日本語版の評価者間信頼性

IDS-C日本語版は原著者の承諾を得て翻訳を行い、日英両言語に堪能な複数名による逆翻訳を経て訳語を確定し、評価者間信頼性試験を行った。評価の対象となった患者は、公益財団法人神経研究所附属晴和病院に入院中のうつ状態を呈していた患者16名（大うつ病性障害14名、双極I型障害、最も新しいエピソードがうつ病2名；男8名、女8名；平均年齢56歳）であり、これらの患者に対して、本書に掲載したハミルトンうつ病評価尺度併用のIDS-C構造化面接日本語版を用いて、精神科医2名の同席による評価面接を行った。実際の臨床評価に先立って、IDS-C日本語版の評価に慣れるように数名のトレーニング評価を行った。その後、対象患者16名の評価によりIDS-C 30項目のうち、全てのアンカーポイントについての重症度評価の検討が行われたのが27項目で、残りの3項目は最重度を呈する症例の評価が存在しなかった。評価面接の一致率については、各評価項目の分散分析級内相関係数（ANOVA ICC）が0.87～1.0の範囲にあり、概ね良好な結果が得られた。評価の不一致がみられた例としては、1）症状の重症度や持続時間についての被験者の回答がアンカーポイントの重症度分類に当てはまらないケース、2）一つの症状が複数の評価項目の重症度評価で考慮できるようなケース、3）抗うつ薬服用中の患者でうつ病の症状というよりも抗うつ薬の有害事象としての症状で評価に食い違いがみられたケース等が挙げられた。本研究の結果からは、いくつかの点で評価の際の留意点として共通の認識を持って評価にあたる必要性があると考えられるものの、ここに収載したIDS-C日本語版の評価者間信頼性は全体的に高い一致率が認められたといえる。実際の使用にあたっては評価のばらつきが想定される症状項目の取り扱いを十分に検討し、十分な評価トレーニングを行うことにより、本尺度はうつ状態を呈する患者の重症度を測定するのに十分に有用な尺度であると考えられた。

文　献

Rush AJ, Giles DE, Schlesser MA, et al: The Inventory for depressive Symptomatology (IDS): preliminary findings. Psychiatry Res 18: 65-87, 1986.

Rush AJ, Gullion CM, Basco MR, et al: The Inventory of Depressive Symptomatology (IDS): psychometric properties. Psychol Med 26: 477-486, 1996.

Rush AJ, Trivedi MH, Ibrahim HM, et al: The 16-Item Quick Inventory of Depressive Symptomatology (QIDS), clinician rating (QIDS-C), and self-report (QIDS-SR): a psychometric evaluation in patients with chronic major depression. Biol Psychiatry 54: 573-583, 2003.

Yamamoto N, Kawakami S, Sato K, et al: The inter-rater reliability of the Japanese version of the Inventory of Depressive Symptomatology, Clinician version. Human Psychopharmacol, in press.

2 STAR*D版SIGHD

ハミルトンうつ病評価尺度（HAMD）は1960年にHamiltonが公表して以来，今日までの半世紀にわたってうつ病の重症度を評価するために世界中で広く使用されている尺度である。うつ病の重症度をあらわす17項目（項目1～17）で構成された主要17項目版とこれに追加の4項目（項目18～21）を加えた21項目版が主に用いられているが，このほか研究用途や評価目的に応じたさまざまな改変版，要約版，拡張版（24項目版，25項目版，31項目版）などが公表されている。各項目の重症度評価は原則として0～2の3段階評価または0～4の5段階評価となっている。評価の信頼性を高めるために各評価項目のアンカーポイントの設定や評価面接の構造化などが試みられてきた。米国精神保健研究所臨床精神薬理ユニットで開発されたECDEU版HAMD（Guy, 1976）は明確なアンカーポイントが記され，これを一部改変したアンカーポイントを用いて，面接手法が開発されたWilliams版SIGHD（1988）のほか，Pottoら（1990）も構造化面接を公表している。

わが国では1979年以降長崎大，北里大，慶應大による和訳併用版が用いられてきたが，1992年には長崎大学による翻訳の改訂が行われ，1996年に長崎大学医学部精神神経科学教室より刊行された「ハミルトンうつ病評価尺度のガイドライン」の中に収載されている。朝田と假屋（1986）は抗うつ薬の臨床評価に関する総説で，「ふがいなさ感」，「絶望感」，「無価値感」を含む24項目版HAMD日本語版を紹介している。2003年には中根とWilliams（2003）によりWilliams版SIGHDの日本語版が刊行された。一方，日本臨床精神神経学会のホームページからダウンロードが可能なGRID-HAMD構造化面接日本語版はTabuseら（2007）により高い評価者間信頼性を有することが報告されている。

2003年から開始されたSTAR*D研究では，精神科医によるうつ病の臨床評価のためにIDS-CとHAMDの両方を同時に評価できる構造化面接が開発され，それと同時にWilliams版SIGHDのアンカーポイントも15項目で改訂や追加記載が行われた。本書に収録されているSTAR*D版SIGHDは，このHAMD/IDS-C併用評価用構造化面接日本語版からのSIGHDに該当する部分を抽出したバージョンである。以下は，STAR*D版SIGHDの評価者間の一致率を高めるために留意すべき事項を各評価項目ごとに要約したものである。

● 1．抑うつ気分

本項目では，①感情（気分）─悲しみ，②認知（思考）─将来への悲観，絶望感，無力感，無価値感（自分には価値がない），③動作（態度）─暗い様子，泣く傾向，の要素が含まれている。この項目は基本的には面接に基づいて評価を行う項目であるが，3点以上のアンカーポイントでは観察に基づく評価を含んでいる。

正常時における気分変動を考慮して，その範囲内であれば0点となる。抑うつ気分の表現は多彩であるが，Hamilton（1960）の原著では「気持ちの沈むことlowering of spirits」が一般的としている。IDS-Cでは，このような気分が，通常の悲しみやさびしさとは違うことを認識できるかどうかを「気分の性質」の項目で評価をする。イライラ感や不安感は，「項目10．精神的不安」で評価を行う。

3点と4点は程度と持続で区別される。3点は，言葉での訴えの有無にかかわらず，非言語的表現（顔つき・姿勢・声・涙を流す，などの態度）から抑うつ気分が判断できる状態であり，4点では，面接全体を通して，言語的にも非言語的にも抑うつ気分しか表現されないほどの重症域であり，一貫して言葉や態度に抑うつ気分だけが認められ，それの和らぐことがほとんどない状態である。

● 2．罪責感

DSM-IV大うつ病エピソードでは，「罪責感または無価値感」の評価項目があるが，このうちの「無価値感」は，本項目には直接含まれず，HAMDでは，「抑うつ気分」の項目を評価する際に考慮する要素として含まれている。本項目での評価は「無価値感」（自分には価値がない，自分に失望している）が罪責感に結びついている（自分を責める）場合には当てはまる。

オリジナルHAMDのハミルトンによる使用指針には「評価基準として，自責感を1点，罪業念慮を2

点，病気が何かの罪なのかもしれぬという考えを3点とし，幻覚の有無にかかわらず罪業妄想を4点とする」と定められているが，オリジナルWilliams版以降は罪業妄想の存在は3点，幻視や幻聴を伴う，罪業感と関連した精神病症状の存在することが4点となっており，4点は，DSM-IVでの「気分に一致した精神病性の特徴を伴うもの」に相当する。ただし，4点の精神病症状があることと，罪業感が強いこととは，性質が異なるという考え方もある。

重症度評価の留意点は，現実的なことに対して，過度でない程度に申し訳なく思う気持ちは0点，自分に批判的であったり（自分の欠点が気になって自分を責める），役割が果たせず過度に周囲の人に負い目を感じたりしている場合は1点と評価する。2点は，自分がしたことや自分がすべきだったことに対して，罪の意識を感じる，あるいは失敗ばかりを思い出す（後悔，恥ずべきと感じる）といったことが過剰な場合で，それが非現実的な罪責妄想のレベルに達する，あるいは，被罰感があれば3点と評価する。被罰感は「罰を受けるかもしれない」，「罰を受けるだろう」，あるいは「今，罰を受けている」という感覚で，Beckうつ病質問票などでは罪責感とは別に評価されることもあるが，HAMDでは，この項目に含められている。罪責妄想は，過失や怠慢など些細なことであるにもかかわらず，深刻な自責の念を示す了解困難で訂正不能な場合などが相当する。

● 3．自殺

生きていることに価値が見いだせず，生きることが負担になっているなどと考えるものの，「死にたい」とまでは考えない場合は1点となる。自殺までは考えず，漠然と「このまま何もしないで死ねればと思う」，「眠ったまま目がさめなければと思う」，「楽に死ねればと思う」等と考える場合や「死にたい」わけではないというものの，「今ここからいなくなりたい」，「消えてなくなりたい」等と答える場合は2点に相当する。

明確な自殺の意図，具体的な方法を考えるなどに至ると3点となり，emergent suicidal ideationの基準とされ，3点以上の重症度は臨床試験では通常除外基準とされる。自殺のそぶりや，ほのめかしの行動，脅しや助けを求める行動も3点に含まれ，実際に自殺企図があれば4点となる。

● 4．入眠障害（睡眠初期の障害）

睡眠関連の3項目（「項目4．入眠障害」，「項目5．熟眠障害」，「項目6．早朝睡眠障害」）の評価にあたって留意すべきことを最初に記載する。構造化面接の際に被験者はまず昨晩のことを考えがちなことがあるので，この1週間の毎晩の状態について確認し，総合的に評価することが重要である。STAR*D採用版HAMDでは，睡眠関連の3項目は，オリジナルWilliams版よりもアンカーポイントの定義が明確に揃えられており，「30分以上の障害」が週に2-3日であれば1点，週に4日以上であれば2点と評価するコメントが追記されている。評価にあたってはアンカーポイントに示された程度と頻度の双方を考慮して評価する必要があるが，頻度が少なくても，症状が顕著であれば2点としてよい。また，抗うつ薬の薬効評価などの際に，併用する睡眠導入剤の服薬効果を考慮するかどうかがプロトコール上に記載されていることがあるが，記載のない場合には，原因の如何に関わらず現在の症状だけで診断するDSM診断分類に移行した際の評価の一致度を高めるための考え方にしたがって，併用する睡眠導入剤の服薬の有無に関わらず，現在の睡眠障害の状況をそのまま評価するのが原則となっている。

「項目4．入眠障害」に関しては，寝床に入って寝つくまでの時間が30分以上かかることが週に2～3日以上ある場合には1点，週に4日以上ある場合には2点と評価する。

● 5．熟眠障害

中途覚醒と熟眠障害の要素を含んでいる。睡眠が途切れる頻度や持続性の双方から評価を行う。排尿のための1～2回までの覚醒は，その後眠りにつければ正常域として評価する。夜中に30分以上覚醒していることが週に2～3日以上ある場合や，明らかな中途覚醒がなくても，「眠りが浅い，眠ってはいるが寝た気がしない」と訴える場合には1点と評価する。夜中に30分以上覚醒していることが週に4日以上ある場合やトイレ以外で寝床から離れてしまうような場合には2点と評価する。寝床を離れることはなくても，例えば「一晩中，布団の中で悶々としていた」というように，症状が顕著であれば2点となる。

● 6. 早朝睡眠障害（睡眠末期の障害）

本項目は，DSM-IV 大うつ病エピソードメランコリー型の特徴に挙げられる症状の一つである。Hamilton は，内因性うつ病の徴候というよりは，症状が重度であることを示す徴候としている。うつ病になる前の，普段の健康なときの起床時間よりも 30 分以上早く起きることが週に 2〜3 日以上ある場合や，朝早く覚醒しても再び入眠できる場合には 1 点と評価する。一方，普段の健康なときの起床時間よりも 30 分以上早く起きることが週に 4 日以上ある場合や一度起き出すと再び寝つくことができないような場合には 2 点と評価する。

● 7. 仕事と活動

この項目では，領域としては，趣味・仕事（あるいは家事）・社会的活動などを対象として，これらに関する興味や関心の低下と，作業能力や生産性の実質的な低下に注目して評価を行う。実際の臨床場面では，仕事や活動に対する興味や関心の低下と作業能力や生産性の実質的な低下のいずれか一方のみがみられる場合もあり，両者を階層的に評価することが難しい場合もあるが，両者が関連して低下することも多く，また両者の鑑別が難しいこともあり，両者を総合的に評価するようなアンカーポイントの構成となっている。DSM-IV に定義される「思考力・集中力の減退，決断困難」に直接対応する項目は HAMD には存在しないが，決断困難がアンカーポイント 2 点の「優柔不断」に対応するなど，本項目が部分的に関連している。

アンカーポイント 1 点と 2 点では，主に興味や関心の低下に焦点があてられており，作業能力や生産性に実質的な低下がみられた場合には 3 点以上の重症度となる。アンカーポイントの 1 点は興味や喜びが軽度に減退しているものの機能障害が明らかではない状態である。興味や喜び，機能が明らかに減退している場合は 2 点，深刻な減退がみられ，生産性がきわめて乏しい場合には 3 点と評価する。また，興味や喜びが完全に喪失していて，主要な役割を全く果たすことができない場合には 4 点となる。

● 8. 精神運動抑制

面接中の観察に基づく評価項目である。主観的に「遅くなった」という感覚からは評価しない。1 点は，わずかに，感情が平板化し，軽度の遅滞がみられる場合が相当する。2 点は，明らかに表情が固定したり，話が途切れがちで声が単調になったり，ジェスチャーを示さないなど，簡単な問いへの返答も遅れ，面接はいくらか困難な状態がみられる。3 点は，返答に極めて遅延し，話がかなり長く途切れてしまい面接を中断せざるを得ないか，かなりの配慮を要しつつなんとか可能かという程度が相当する。面接が非常に困難となるため，臨床試験などに組み入れて評価を行うことが難しいことが想定される状態である。4 点は，ほぼ完全に無言であり，構造化面接による評価はほとんど不可能な状態である。

なお，この項目は「項目 9. の精神運動激越」とは対極的な徴候であるので，両項目が同時に存在するような評価の場合にはその妥当性について検討することが望まれる。

● 9. 精神運動激越

面接中の観察に基づく評価項目であり，被験者が感じる主観的に「落ち着かない」という感覚は評価の対象外である。評価の際の具体的な動作を挙げると，「時々座り直す」，「髪を直す」，「涙ぐんだ時にハンカチを顔にあてる」等の自然な動作は 0 点となる。そわそわした様子で「不自然で不必要な動きが多い」，「何度も座り直す」，「体をゆらす」などの状態が観察されれば 1 点と評価する。2 点は，手や頭髪以外に，衣服やハンカチ，バッグ，ポケットやバッグの中の物などを不必要にいじるような場合が相当する。「急に立ったり座ったりする」状態から「動き回る」状態までは 3 点と評価する。（オリジナル HAMD の Hamilton による使用指針では，「面接中に立ちあがらずにはいられないような場合」には 3 点，「歩き回る」状態は 4 点と評価する。）4 点は，動き回るか否かにかかわらず，「手を絶え間なく動かす」から，ひどくなると，「衣服を破ったり，髪の毛をむしったり，爪をはがそうとしたりする」等，全体像としてもがき苦しむ様な状態であり，実際上は面接困難と考えられる状態が相当する。

● 10. 不安，精神症状

不安の精神症状には，①気分（不安感，イライラ感），②緊張，リラックスできないなど身体的感覚，③心配，苦悩，懸念，危惧，④パニック感，恐怖症

状，⑤集中や記憶の困難さ，浮遊感などの要素がある。この項目では，主として①～④を評価の対象としている。パニック発作の身体症状はこの項目では評価せず，「項目 11．不安，身体症状」で評価する。

基本的には面接に基づく評価項目であるが，3 点および 4 点のアンカーポイントでは観察に基づく評価を含む。現実的なことに対して，過度でない程度に心配することは 0 点，軽度で一時的な緊張やイライラ感は 1 点となる。例えば，日常的なことをうまくやれるか，近所の人にあいさつをきちんとできたかなど，些細な事に悩む場合には 2 点と評価する。3 点は，広汎で持続性の不安がある状態で，例えば，今は問題ないが将来に対する経済面・家族の無事・天災や事故など，先行きに対して最悪の状況を心配するような状態や，恐怖とまではいかないが，危惧や心配などが明らかに態度に現れている不安に耐え切れないような状態である。また，恐怖心があふれているような重症域は 4 点と評価する。

11．不安，身体症状

本項目の評価対象は「不安に伴う身体症状」であり，主として自律神経系の過活動により呼吸器系，心血管系，消化器系，泌尿器系などにみられる諸症状についての重症度が評価の対象である。

Williams 版 SIGHD では 0 点「なし」，1 点「軽度」，2 点「中等度」，3 点「重度」と重症度を示す形容詞のみで事実上，1～3 点では具体的なアンカーポイントの定義がないが，重症度評価の目安は，「症状の存在は疑わしい。あるいは，症状は存在するがほとんど気にならない程度である。」が 1 点，「症状は気にはなるが，治療的介入を必要とする程度まではいかない。」が 2 点，「症状の存在がかなり気になり，受診や服薬が必要な程度である。」が 3 点，「症状の存在が大きな問題となり，何もできない程度である。」が 4 点となる。

頭痛は「項目 13．身体症状，一般的」の項目にも記載されている。不安に伴う身体症状であるのか，一般的な身体症状であるのかの鑑別は必ずしも容易ではないので，どちらか一方で評価するのか両方の項目で評価するのか，研究プロトコールに基づいて，統一した評価手法により一貫した重症度評価を行うよう留意する必要がある。なお，GRID-HAMD では，頭痛（緊張型頭痛，片頭痛などすべて）は，この項目で評価する取り決めが記載されている。

Williams 版 SIGHD では，当初「明らかに抗うつ薬の服用と関連した症状は含めない」としていたが，その後改定され，「うつ病になる前と比較した変化は，その症状の原因によらず（うつ病になる前から認められる身体症状や抗うつ薬による変化も含め），症状ありとして評価すべきである」ということが一致率を高めるための標準的な評価手法となっている。この基本ルールは評価者間の一致を最優先に考慮したいわゆる原因の如何を問わない「有害事象」の考え方であるが，GRID-HAMD では，明らかに一時的な要因の場合は除外すると定められている。

12．身体症状，消化器系

初期の HAMD では，「身体症状，消化器系」として，食欲低下（高頻度）のほか，便秘や腹部の重い感じ（まれ）などが挙げられていたが，Williams 版 SIGHD では，実質的に「食欲低下」のレベルを評価する項目となっている。すなわち，ここでは食欲が低下し摂食量が実際に減っている場合だけでなく，「食欲はないが，無理をして何とかいつもの量を食べているような場合」も食欲低下ありと評価する。オリジナル HAMD の Hamilton による使用指針では，食欲亢進は評価の対象とならず，また消化不良，鼓腸，痛みなどは，「項目 11．不安，身体症状」で評価する。

食欲の低下がみられる場合，重症度は 1 点以上となるが，「周囲から促されなくても自ら食べられる場合」には 1 点，食欲が顕著に低下し他人から促されなければ食べられない場合や「薬を飲むから仕方なく」，「なんとかしてよくならないといけないから」等，食べることに対し，相当に自分を強いている場合には，2 点と評価する。

13．身体症状，一般的

HAMD では，うつ状態のときにみられる特徴的な身体症状として，不安に伴う身体症状，消化器系の身体症状，一般的な身体症状の 3 項目で評価を行うが，この項目では，①活力の低下（気力・体力の低下といってもよい）や易疲労性，②痛み，③重苦しさ，の性質の異なる 3 つの要素を含んでいる。①～③のうちのいずれかが明白に認められれば 2 点となる。評価期間内に身体科を受診して「異常なし」といわれたようなケースでは「症状が明らかに存在する」と考え，2 点

と評価する。うつ状態の時にしばしば認められる痛みは「広範で部位のはっきりしないもの」が特徴的であり，背部痛，頭痛，筋肉痛などが動揺性にみられるような場合は1点と評価する。被験者は広範な痛みを，重苦しさと感じることもある。「元気のなさや易疲労性」は，常に疲れている，何をするにも頑張りを要する，始めるのも一苦労といった状態などがあてはまる。

既述したように，頭痛は「項目11．不安，身体症状」の項目にも記載されている。不安に伴う身体症状であるのか，一般的な身体症状であるのかの鑑別は必ずしも容易ではないので，どちらか一方で評価するのか両方の項目で評価するのか，研究プロトコールに基づいて，統一した評価手法により一貫した重症度評価を行うよう留意する必要がある。なお，GRID-HAMDでは，頭痛（緊張型頭痛，片頭痛などすべて）は，この項目で評価する取り決めが記載されている。

● 14．生殖器症状

大うつ病エピソードでは，以前の性に対する関心や欲求のレベルからの著しい低下がみられることがある。この生殖器症状では，もともと「性欲の減退」と「月経障害」の性質の異なる2つの要素が含まれていたが，最近の構造化面接では，性に対する興味や関心の低下の程度についての評価を行うのが主流になってきている。面接評価の際に留意すべき点は，性的活動そのもののレベルが評価の対象となっているのではなく，あくまでうつ病になる前の健康な状態の時の性に対する関心のレベルが低下しているかどうかに焦点を当てて質問することである。

月経障害に関しては，オリジナルHAMDのHamiltonによる使用指針には「月経障害の頻度はまれであるが重度2点に相当する」と記載されているが，Williams版SIGHDやSTAR*D版SIGHDでは括弧書きの表題として残されているものの具体的な質問文には月経障害に関する質問は含まれておらず，GRID-HAMDでは，月経障害は除くと明記されている。STAR*D版SIGHDでは，やはり括弧書きの表題としては残されているが，性に対する興味や関心の低下がどの程度であるかがアンカーポイントに括弧書きで追記されており，性に対する興味や関心の低下の程度についての評価を行うことがより鮮明になっている。

● 15．心気症

心気症は，自己の健康や些細な身体の不調に著しくこだわり，これに執拗にとらわれ，重大な疾患の徴候ではないかと恐れおびえる状態である。ICD-10では，疾病恐怖（病気にかかっているのではないか，疾病の存在への恐怖）は，心気障害に含まれる。重症度評価の留意点は，「大丈夫だ」と言われているにも関わらず，わずかに心配している場合など，体のことが気がかりで体調面へのとらわれが認められる場合には1点，病気があるのではないかともっぱら心配している場合には2点となる。それが強まり，周囲に過剰に訴えたり援助を求めたりする行動（心気的態度に基づくもの）がみられたり，「医師が確認できていない身体的問題がある」，「不治の病にかかっている」等と確信しているような場合には3点と評価する。「体の中が腐っている」「脳が溶けている」等といった訴えがみられ，心気妄想が確認できる場合には4点と評価する。

● 16．この1週間の体重減少

うつ病では一般的に体重減少がみられること，また体重減少のレベルがうつ病の重症度を反映すると考えられ，この項目がうつ病の重症度を測定する指標として評価尺度の1項目に組み入れられている。Williams版SIGHDでは，体重減少に関しての患者の主観的な印象の程度を重症度評価の焦点にした評価方法Aと，病棟で毎週体重測定ができる場合に，体重測定に基づいて客観的な数量に基づいて重症度評価を行う評価方法Bが記載されているが，STAR*D版SIGHDでは併用評価するIDS-Cで客観的な数量評価が行われるため，現病歴に基づいて評価する評価方法Aが採用されている。

現病歴による評価は，通常うつ病になる前を基準時点として「明らかな体重減少があれば2点，明らかな体重減少とまではいえないが健康なレベルにまで回復したとはいえず，恐らくは体重の減少はあると考えられる場合には1点，健康時のレベルまで回復すると0点と評価する」方法が一般的であったが，STAR*D版では「過去1週間の体重減少」と体重減少の期間が明確化されている点に留意を要する。構造化面接の質問文では，まずうつ病になる前と現在との体重の比

較を確認する。続いて，健康なときの体重から減少している場合には，最近 1 週間でどの位減ったかを確認する。評価にあたっては，うつ病になる前の体重から減少していることを確認した上で，「最近 1 週間の体重減少」を評価する。評価方法 A では，必ずしも体重測定に基づいた客観的な評価ではなく，体重減少に対する被験者の主観的なとらえ方に重点を置いているので，被験者が，この 1 週間は「減ってはいない」，「回復している」，「増えている」とはっきりと答えた場合には 0 点，「減っているかどうか分からない」，「減っているかもしれない」などの回答では 1 点，この 1 週間でも「減っていると思う」，「また減ってしまった」等と答えれば 2 点となる。

Williams 版 SIGHD では『以前と比較して体重が減少し，さらに回復もみられないときに始めて，「体重減少あり」と評価される。発症前の体重に戻っていなくても，体重の回復が一旦みられ始めていれば，「体重減少あり」とは評価しない。』と補足でコメントされている。これは，例えば，うつ病になる前の健康だった時の体重が 50 kg で，うつ病罹患後に体重が減少し，今回の評価の 1 週間前の体重が 42 kg となり，さらに現在の体重が 40 kg と減少が続いている場合，評価は 2 点となる。一方，うつ病になる前の健康だった時の体重（例：健康時 50 kg）よりも，現在は減少しているが（例：現在 40 kg），この 1 週間では明らかな回復を示している場合（例：1 週間前 38 kg→現在 40 kg），評価は 0 点となる。

GRID-HAMD では，初回は健康だった時との比較，2 回目以降は前回との比較というルールが設けられており，評価間隔が 1 週間の時は 1 週前との比較，1 か月の時は 1 か月前との比較を行うことになる。

抗うつ薬の薬効評価の際には，ダイエットや一般身体疾患による場合など，うつ病によらない体重減少は，本来，評価の対象とすべきではないという考えに基づいて，研究プロトコールによってはその際の評価指針が別途定められている場合がある。実際，ECDEU 版（Guy, 1976）ではアンカーポイントの 0 点が「no weight loss or weight loss NOT caused by present illness」となっている。しかし，最近では評価の一致率を高めるという視点から，「原因の如何に関わらず」体重減少の程度を評価することが一般的となってきており，ECDEU 版のアンカーポイントをベースに開発された Williams 版 SIGHD のアンカーポイントの 0 点の表記も「no weight loss」だけに改められている。

非定型のうつ病では体重が増加するケースもある。このような場合，それが経過により減少しても，正常時よりも減少しない限りは，評価の対象にはならず，0 点と評価する。

● **17．病識**

Williams 版 SIGHD では面接中の観察に基づいて評価する項目に位置づけられているが，評価を行うにあたっては，面接評価時に，患者が今の自分の状態をどのように捉えているかや，うつ病の概念をもつことができているのかなどを確認し，それらの回答も考慮に入れて重症度評価を行う必要がある。STAR*D 版 SIGHD では重症度の 1 点と 2 点に具体的な状態像が例示され，評価しやすくなっている。

「うつ状態であることと病気であることを認める場合（完全な意味での病識）」あるいは「現在うつ状態でない場合」には，0 点と評価する。Hamilton の見解では，うつ状態から回復している場合には，うつ状態にあったことを認めるかどうかに，焦点があてられる。しかしながら，Williams 版 SIGHD では，病識と日内変動の項目は，現在うつ状態にない場合には 0 点とすることが明記されている。1 点はかなり多様なパターンが含まれると考えられる。例えば，不調であることや普段と状態が違うことは認めるものの，病気（うつ病）とは認めない場合，うつ病であることは認めるものの，うつ病に対する洞察が十分ではなく「休息や治療は必要ない」と答えたり，あるいはうつ病だけでは今の不調を完全に説明できないと考えて「疲れがたまっているせい」「睡眠不足のせい」「カゼをひいた（ウィルス感染の）せい」「体の病気のせい」「罰である」等と何かうつ病以外のことにも原因を求めようとしたりするような場合には，病識が完全であるとは言えず 1 点と評価する。

2 点は「どこも悪いところはない」「何も問題はない」という場合が相当する。また，例えば，症状自体は認めるものの「こういうことは誰にでもある」といって治療の必要性を全く認めない場合や病気を著しく過小に認識している場合も 2 点と評価する。

● **18．日内変動**

項目 18〜21 の 4 項目は，うつ病の重症度ではなく，

むしろ病の性質を示す項目として追加された項目であり，17項目版には含まれず，21項目版における追加4項目に位置づけられている。うつ病の重症度評価の際には最初の17項目までを合計点として，これらの追加4項目は加えないこともある。Aはマークのみで，実際の評点に用いるのはBである。Aの「0」は，日内変動がない場合，あるいは現在うつ状態でない場合にマークする。

DSM-IVにおいてはメランコリー型の特徴の一つとして，「日内変動（朝に悪化）」が挙げられている。Hamiltonは，「（症状が朝に強まるのは，夕に強まるよりもやや多い程度であるとしつつも），朝に症状が強まるのが一般的である。」と記している。

1週間に，両方のパターンがみられる場合は評価が難しい。より主要なパターンを評価することになるが，うつ病では日によって大きく変わるのは一般的でないので，日内変動のパターンを確定するためには，外的な要因に関する追加の質問を行うことが望まれる。

● 19．現実感喪失・離人症

オリジナルHAMDのHamiltonによる使用指針では，「現実的でないと感じる」「虚無的考え」が評価の対象に挙げられ，「本項目の症状のある人はすぐに質問を理解する。理解が困難な時，通常，この症状はないこと考えてよい」と記載されている。また「通常"隔たれた感じ"は，集中の困難さや，周囲への興味の喪失のことが多い」とされる。

Williams版SIGHDでは0点「なし」，1点「軽度」，2点「中等度」，3点「重度」と重症度を示す形容詞のみで事実上，1～3点の具体的なアンカーポイントの定義はされていない。STAR*D版SIGHDにおけるこの評価項目の重症度の目安は，日常生活への影響の観点で考慮して，「症状の存在は疑わしい。あるいは，症状は認知できるがほとんど気にならない程度である。」が1点，「症状は気にはなるが，ほとんど生活に支障はない程度である。」が2点，「症状の存在がかなり気になり，生活に支障をきたすことがある，あるいは何らかの支障をきたしている程度である。」が3点，「全般的な支障を来たしていて何もできない程度である。」が4点となる。

● 20．妄想症状

この項目で評価する妄想は，DSM-IV大うつ病エピソード「気分に一致しない精神病性の特徴」に相当する妄想であり，うつ病ではかなりまれとされる（Hamilton）。うつ病に特徴的な微小妄想や罪業妄想，罪責感に由来する関係妄想などは評価の対象外である。

オリジナルHAMDのHamiltonによる使用指針には「疑わしいような軽度の猜疑心は1点と評価し，他者が自分に傷害を及ぼすとの考えは2点，他者が自分に傷害を及ぼすとか傷害を及ぼそうとしつつあるといった妄想は3点，幻覚もあれば4点と評価する」と重症度を5段階で定義しているが，Williams版SIGHDでは「4点: 被害的な幻覚」が省略され，この項目だけ変則的に0～3点の4段階評価となっている。

● 21．強迫症状

強迫観念と強迫行為を評価する。強迫的な考えは，基本的に，自分の心の産物であり，正常の見方や感じ方とは異質なもの（侵入的で不合理）と認識しており，それに対して抵抗しているという点で，妄想的思考とは区別される。うつ病になる前の強迫性障害の経過がある場合には，実際上，それを含めた評価となる。強迫観念と，うつ思考に伴う心配や，罪責感，心気的な心配，パラノイド思考と関連した思考の反復（とらわれ）とを区別する必要がある。「将来を繰り返し過度に心配する症状」は「項目10．不安，精神症状」で評価し，「過去の失敗を繰り返し過度に後悔する症状」は「罪責感」で評価する。

文　献

Guy W: ECDEU Assessment Manual for Psychopharmacology, revised ed. DHEW Publication No ADM 76-338. Washington, DC, US Department of Health, Education, and Welfare, 1976.

Hamilton M: A rating scale for depression. J Neurol Neurosurg Psychiat 23: 56-62, 1960.

Hamilton M: Development of a rating scale for primary depressive illness. Br J Soc Clin Psychol 6: 278-296, 1967.

稲田俊也, 八木剛平, 中根允文: ハミルトンうつ病評価尺度: その歴史と用法. 精神科診断学 6: 61-71, 1995.

Miller IW, Bishop S, Norman WH, et al: The

表1. 原版QIDS-SRの重症度評価

QIDS-SR 合計点	うつ病重症度
0－5	正常
6－10	軽度
11－15	中等度
16－20	重度
21－27	きわめて重度

modified Hamilton Rating Scale for Depression: Reliability and Validity. Psychiatry Research 14: 131-142, 1985.

長崎大学医学部精神神経科学教室・機能性精神病に関するWHO研究協力センター: Hamilton うつ病評価尺度 I. Hamilton M. による使用指針. II. Rafaelson O. による使用手引. 長崎大学医学部精神神経科, 長崎, 1983.

長崎大学医学部精神神経科学教室・精神保健に関する研究とトレーニングのためのWHO地域協力センター（編）: ハミルトンうつ病評価尺度 Hamilton Depression Scale のガイドライン（改訂版）長崎大学医学部精神神経科学教室, 長崎, 1996.

中根允文, Williams JBW: HAM-Dの構造化面接SIGH-D日本語版について. 臨床精神薬理 6: 1353-1368, 2003.

中根允文, Williams JBW: HAM-D構造化面接SIGH-D日本語版. 星和書店, 東京, 2004.

成田智拓, 金 直淑, 中根允文, ほか: 構造化ハミルトンうつ病評価尺度（Structured interview guide for the Hamilton depression rating scale: SIGH-D）の信頼性と妥当性の検討. 臨床精神薬理 6: 77-82, 2003.

Potts MK, Daniel M, Burnam MA, et al: A structured interview version of the Hamilton Depression Rating Scale: evidence of reliability and versatility of administration. J Psychiatr Res 24: 335-350, 1990.

Tabuse H, Kalali A, Azuma H, et al: The new GRID Hamilton Rating Scale for Depression demonstrates excellent inter-rater reliability for inexperienced and experienced raters before and after training. Psychiatry Res 153: 61-67, 2007.

Williams JBW: A structured interview guide for the Hamilton depression scale. Arch Gen Psychiatry 45: 742-747, 1988.

Williams JB, Kobak KA, Bech P, et al: The GRID-HAMD: standardization of the Hamilton Depression Rating Scale. Int Clin Psychopharmacol 23: 120-129, 2008.

3 QIDS-SR

1. はじめに

Quick Inventory of Depressive Symptomatology-Self Report（QIDS-SR: 自己記入式簡易うつ症状尺度）は，John Rushらによって開発された16問の自己記入式うつ病評価尺度である（Rushら，2003）。アメリカ精神医学会の大うつ病の診断基準（DSM-IV）（APA, 1994）の9項目と完全に対応した症状を評価できるという特性があり，診断面接によって大うつ病エピソードと診断された症例に対して，うつ病の重症度を評価する目的で用いられる。原版QIDS-SRにおける重症度は表1に示すとおりである。

原版のQIDS-SRは，成人の非精神病性うつ病（Bernsteinら，2007），双極性障害の抑うつ症状（Trivediら，2004），慢性身体疾患のうつ病（Brownら，2008），高齢者（Doraiswamyら，2010）などを対象として信頼性と妥当性が実証されている。また，STAR*D（Rushら，2006）やT-MAP（Wangら，2007）をはじめとした大規模臨床試験で採用され，うつ病の重症度を経時的に評価する尺度として用いられている。職域におけるスクリーニング尺度として用いられることもある（Trivedi, 2004）。ハミルトンうつ病尺度HAMDやモンゴメリ・アスベルグうつ病尺度（Montgomery Åsberg Depression Rating Scale: 以下，MADRS）（Montgomery and Åsberg, 1979）などのうつ病のgolden standardに代わって用いることができることが実証されており，うつ病の臨床研究の効率化に大いに寄与すると考えられている（Carmodyら，2006: Rushら，2005）。パブリックドメインであるため，公式ウェブサイト（http://www.ids-qid.org/）から自由にダウンロードして使用できることも特色の一つであり，現在，20カ国以上の言語に翻訳されている。

表2．日本語版QIDS-SRのうつ病の寛解に対する
カットオフ値の感度・特異度

カットオフ値	感度	特異度
2 / 3	1.000	0.188
3 / 4	0.917	0.188
4 / 5	0.917	0.313
5 / 6	0.833	0.500
6 / 7	0.750	0.625
7 / 8	0.583	0.750
8 / 9	0.500	0.813
9 / 10	0.333	0.938
10 / 11	0.250	1.000

2．日本語版QIDS-SR

日本語版QIDS-SRは，翻訳・逆翻訳，プレテスト，原著者の承認を経て作成された（Guilleminら，1993: Brislin, 1970）。その信頼性と妥当性は，DSM-IVのための構造化面接（Structured Clinical Interview for DSM-IV: SCID-I）（Firstら，1997）によって診断された29例のうつ病性障害（大うつ病または気分変調性障害）の外来患者において，検証されている（藤澤ら，2010）。

この研究において，日本語版QIDS-SRのCronbachのα係数（Cronbach, 1951）は0.86，平均項目間相関度（mean inter-item correlation coefficient: MIC）は0.43であり，十分な内的一貫性と容認できる均一性が示されている。17項目ならびに21項目のハミルトンうつ病尺度（Hamilton Rating Scale for Depression: HAMD-17/-21）（Hamilton, 1960）のPearsonの相関係数は0.67と0.68（いずれもp＜0.001）であり，ベックうつ病尺度（Beck Depression Inventory: BDI-II）（Beckら，1996: Kojimaら，2002）との相関係数は0.86（p＜0.001）であった。

また，HAMD-17≦7点を外的基準として（Furukawaら，2007），うつ病の寛解・非寛解のカットオフ値を探索したところ，receiver operating characteristics曲線（ROC曲線）分析のarea under the curve（AUC）は0.75（p＜0.001）であり，日本語版QIDS-SRは寛解・非寛解を判別するのに十分な検出力を有していると判断された。各カットオフ値における感度，特異度は表2の通りである。

3．QIDS-SRの実施方法と採点方法

QIDS-SR（原版・日本語版ともに）は次の方法で実施・採点される。過去1週間の状態について，DSM-IVの大うつ病エピソードの診断基準；1）抑うつ気分，2）集中困難，3）自責感，4）自殺念慮，5）興味と喜びの消失，6）エネルギーの低下/易疲労感，7）睡眠障害（入眠困難，中途覚醒，早朝覚醒，過眠），8）食欲/体重の増加または減少，9）精神運動性興奮または緩慢，について，9種類16問に回答する。各項目は0点から3点で評価され，点数が高い方が重症度が高い。合計点は0-27点である。合計点の算出は，DSM-IVの大うつ病エピソードの診断基準に合致する9種類の症状を合計する。睡眠障害（入眠困難，中途覚醒，早朝覚醒，過眠）は第1～4問が該当し，その4問のうち最大のものを，食欲/体重の増加または減少は，第6～9問が該当し，その4問のうち最大のものを，精神運動興奮または精神運動緩慢は，第15～16問が該当し，その2問のうちいずれか大きいものを，それぞれ算入する。その他の項目はそれぞれの点数を算入する。日本語版QIDS-SRの実施には5分から7分の時間を要する。

4．うつ病の他の評価尺度との比較

QIDS-SRは他のうつ病評価尺度と比較して，次の利点を有している。

他者評価尺度であるHAMDやMADRSとは，QIDS-SRが同等の判別力を有していることがわかっている。他者評価尺度よりも自己評価尺度のほうが簡便で医療者の負担が少ない。

自己評価尺度であるベックうつ病尺度（BDI-II）（Beckら，1996: Kojimaら，2002），Zungうつ評価尺度Zung Depression Rating Scale（SDS）（Zung, 1965），Patient Health Questionnaire-9（PHQ-9）（Kroenkeら，2001）に対しては，QIDS-SRは以下の点でこれらの評価尺度より利点がある。

第一に，HAMD, MADRS, BDI-II, SDSと違い，大うつ病エピソードの診断基準の9項目に正確に一致した項目を有している。第二に，SDSやPHQ-9と違ってアンカーポイントが明確であり，症状の頻度と重症度の両方の情報が明記されている。第三に，QIDS-SRには"性欲・性活動"に関する項目が含まれていない。"性欲・性活動"に関する項目は，回答率が低い項目であり（Beckら，1996），性に関する

項目が含まれていないことは臨床において使いやすい重要な利点となる。第四に，QIDS-SRの記入に必要とされる時間は5-7分であり，BDI-IIやSDSと比較して，患者への負担が少なく，一般臨床場面で使いやすい。最後に，QIDS-SRはPHQ-9と違って，パブリックドメインであり，使用料なしに誰でも利用できる。

● 5．まとめ

QIDS-SRは既存のうつ病評価尺度と比肩する信頼性・妥当性を有し，かつ，臨床において高度に使いやすい評価尺度である。うつ病の臨床ならびに臨床研究において，既存の評価尺度にとって代わることができる特質を有している。日本語版QIDS-SRも小サンプルながら十分な信頼性と妥当性が実証されている。

文　献

American Psychiatric Association: Diagnostic and Statistical Manual of Mental Disorders, 4th edition (DSM-IV). Washington DC, 1994.

Beck AT, Steer RA, Ball R, et al: Comparison of Beck Depression Inventories IA and II in psychiatric outpatients. Journal of Personality Assessment 67: 588-597, 1996.

Bernstein IH, Rush AJ, Carmody TJ, et al: Clinical vs. self-report versions of the quick inventory of depressive symptomatology in a public sector sample. J Psychiatr Res 41: 239-246, 2007

Brislin RW: Back-translation for cross-cultural research. J Cross-cultural Psychol 1: 185-216, 1970.

Brown ES, Murray M, Carmody TJ, et al: The Quick Inventory of Depressive Symptomatology—Self-report: a psychometric evaluation in patients with asthma and major depressive disorder. Ann Allergy Asthma Immunol 100: 433-438, 2008.

Carmody TJ, Rush AJ, Bernstein IH, et al: Making clinicians lives easier: guidance on use of the QIDS self-report in place of the MADRS. J Affect Disord 95: 115-118, 2006.

Cronbach LJ: Coefficient alpha and the internal structure of tests. Psychometrika 16: 297-309, 1951.

Doraiswamy PM, Bernstein IH, Rush AJ, et al: Diagnostic utility of the Quick Inventory of Depressive Symptomatology (QIDS-C-16 and QIDS-SR-16) in the elderly. Acta Psychiatr Scand 122: 226-234, 2010.

First M, Spitzer R, Gibbon M, et al: Structured Clinical Interview for DSM-IV Axis I Disorders (SCID-I), Clinical Version. Washington, DC, American Psychiatric Association, 1997.

藤澤大介，中川敦夫，田島美幸，ほか：日本語版自己記入式簡易抑うつ尺度（日本語版QIDS-SR）の開発．ストレス科学 25: 43-52, 2010．

Furukawa TA, Akechi T, Azuma H, et al: Evidence-based guidelines for interpretation of the Hamilton Rating Scale for Depression. J Clin Psychopharmacol 27: 531-534, 2007.

Guillemin F, Bombardier C, Beaton D: Cross-cultural adaptation of health related quality of life measures. Literature review and proposed guidelines. J Clin Epidemiol 42: 1417-1432, 1993.

Hamilton M: A rating scale for depression. J Neurol Neurosurg Psychiat 23: 56-62, 1960.

Kojima M, Furukawa TA, Takahashi H, et al: Cross-cultural validation of the Beck Depression Inventory-II in Japan. Psychiatr Res 110: 291-299, 2002.

Kroenke K, Spitzer RL, Williams JB: The PHQ-9: validity of a brief depression severity measure. J Gen Intern Med 16: 606-613, 2001.

Montgomery SA and Åsberg MA: A new depression scale designed to be sensitive to change. Br J Psychiatry 134: 382-389, 1979.

Rush AJ, Trivedi MH, Carmody TJ, et al: Self-reported depressive symptom measures: sensitivity to detecting change in a randomized, controlled trial of chronically depressed, nonpsychotic outpatients. Neuropsychopharmacology 30: 405-416, 2005.

Rush AJ, Trivedi MH, Ibrahim HM, et al: The 16-Item Quick Inventory of Depressive Symptomatology (QIDS), clinician rating (QIDS-C), and self-report (QIDS-SR): a psychometric evaluation in patients with chronic major depression. Biol Psychiatry 54: 573-583, 2003.

Rush AJ, Trivedi MH, Wisniewski SR, et al: Acute and longer-term outcomes in depressed outpatients requiring one or several treatment steps: a STAR*D report. Am J Psychiatry 163: 1905-1917, 2006.

Trivedi MH, Rush AJ, Crismon ML, et al: Clinical results for the patient with major depressive disorder in the Texas Medication Algorithm Project. Arch Gen Psychiatry 61: 669-679, 2004.

Trivedi MH, Rush AJ, Ibrahim HM, et al: The Inventory of Depressive Symptomatology, Clinician Rating (IDS-C) and Self-Report (IDS-SR), and the Quick Inventory of Depressive Symptomatology, Clinician Rating (QIDS-C) and Self-

Report (QIDS-SR) in public sector patients with mood disorders: a psychometric evaluation. Psychol Med 34: 73-82, 2004.

Wang PS, Simon GE, Avorn J, et al: Telephone screening, outreach and care management for depressed workers an impact on clinical and work productivity outcomes. JAMA 298: 1401-1411, 2007.

Zung WWK: A self-rating depression scale. Arch Gen Psychiatry 12: 63-70, 1965.

HAM-D / IDS-C併用評価用 構造化面接 日本語版

ver.1.0

日本語版翻訳：稲田 俊也, 佐藤 康一, 山本 暢朋, 瀧村 剛, 稲田 貴子, 稲垣 中, 中根 允文

日本精神科評価尺度研究会2009年9月発行のCDより許可を得て転載

SIG(HAMD&IDSC)

HAM-D / IDS-C併用評価用構造化面接 日本語版 ver.1.0

Structured Interview Guide for Combined Rating of HAM-D (Hamilton Depression Rating Scale) and IDS-C (Inventory of Depressive Symptomatology - Clinician Rated) 〔SIG(HAMD&IDSC)〕, the Japanese version 1.0.

評価日：　　　年　　　月　　　日

患者：　　　　　　　　　　　　　　　　　17項目版ハミルトンうつ病評価尺度の合計得点：

評価者：　　　　　　　　　　　　　　　　30項目のIDS-Cスコアの合計得点：

STRUCTURED INTERVIEW GUIDE FOR THE HAMILTON DEPRESSION RATING SCALE (SIGH-D)

Janet B. W. Williams, D.S.W. 著

　この面接指針は，ハミルトンうつ病評価尺度 (Hamilton, Max: A rating scale for depression. J Neurol Neurosurg Psychiat 23:56–61, 1960) に基づいている。アンカーポイントに関する記載は，ECDEU評価手引 (Guy, William, ECDEU Assessment Manual for Psychopharmacology, Revised 1976, DHEW Publication No. (ADM) 76-338) に，若干の修正を加えて引用している。SIGH-Dの信頼性試験に関しては，別に報告 (Williams, JBW: A structured interview guide for the Hamilton Depression Rating Scale. Arch Gen Psychiatry 45:742-747, 1988) されている。

　Copyright©1988, 1992, 1996.　著作権は保護されている。研究者及び臨床家の使用に限り複製を許可する。

INVENTORY OF DEPRESSIVE SYMPTOMATOLOGY - CLINICIAN RATED (IDS-C)

Rush, A.J., Gullion, C.M., Basco, M.R., Jarrett, R.B. and Trivedi, M.H.
The Inventory of Depressive Symptomatology (IDS): Psychometric properties. Psychological Medicine, 26:477-486, 1996

IDS-C 日本語版：稲田 俊也，佐藤 康一，山本 暢朋，瀧村 剛，稲田 貴子，稲垣 中 (2009)

面接者の留意事項

　各項目の最初の質問（**太字**で表示）は，記載通り正確に行う必要がある。続く質問は，症状を詳細に検索し，補足的に明確にするために用意されている。各項目を，確信を持って評価するために，十分な情報が得られるまで，明記された質問を追加する。必要な情報を得るためには，独自の質問を追加しても差し支えない。明記された質問に対する回答が，既に明らかな場合には，（例えば，「……とおっしゃいましたね」などと）被験者に情報を確認した上で，評価し，次を続けることで充分である。各項目への最終的な評点には，症状の重症度および頻度の，評価とバランスを反映させる。

　慢性的な症状をもつ患者は，正常な時期を特定できなかったり，「うつ状態」が通常の状態であると述べたりするかもしれない。こうした患者において，うつ状態を「正常」（すなわち0点）とは評価しない。

Instruments Combined by Kenneth A. Kobak, Janet B.W. Williams, and A. John Rush
SIGH-D/IDS-C併用 日本語版：稲田 俊也，佐藤 康一，山本 暢朋，瀧村 剛，稲田 貴子，稲垣 中，中根 允文
SIGH-D / IDS-C併用版から抽出されたSIGH-Dは，SIGH-D Williams版に修正が加えられたものであり，IDS-Cとともに山本ら(2009)によってその信頼性が確立されている。

SIG(HAMD&IDSC)

◆ 質問事項

＜面接開始にあたって＞ この1週間（のあなたの状態）について，いくつかお聞きしたいと思います。先週（前回の診察）以降，気分はいかがでしたか。
「外来患者」の場合：仕事をしていましたか。「いいえ」の場合：どうしてですか。

....

この1週間，（気分が概ね良い時と比べて），気分はどうでしたか。

気分が沈んだり，憂うつになったりしましたか。悲しくなったり，絶望的になったりしましたか。自分はふがいないとか，自分には価値がないとか，感じましたか。
「はい」の場合：その気分がどのようなものだったか表現できますか。どのくらい悪かったですか。

そもそも，泣いてしまったことがありましたか。

将来について，どのように感じていましたか。
楽観的でしたか，悲観的でしたか。他の人から励まされたり，安心させられたりすると，気分よくなれましたか。物事が順調に進み，良くなり，うまくいくと感じますか。

気分が抑うつ的である場合：この1週間，たとえ小さなことでも，何か良いことがあった時，気分は晴れましたか。その晴れやかな気分は，どのくらい続きましたか。本来なら気分が晴れるはずの出来事があったのに，そうならなかったことはありましたか。

先週，どのくらいの頻度で，そのような気分になりましたか（自己評価で）。毎日でしたか，1日中続きましたか。

◆ アンカーポイント　当てはまる評点にチェックをしてください。

HAM-D

1. 抑うつ気分 *(悲しみ, 絶望的, ふがいなさ, 無価値感)*
Depressed Mood (sadness, hopeless, helpless, worthless)

- ☐ 0. なし
- ☐ 1. 質問をされた時のみ示される *(一時的, 軽度のうつ状態)*
- ☐ 2. 自ら言葉で訴える *(持続的, 軽度から中等度のうつ状態)*
- ☐ 3. 言葉を使わなくとも伝わる（例えば，表情・姿勢・声・涙もろさ）*(持続的, 中等度から重度のうつ状態)*
- ☐ 4. 言語的にも，非言語的にも，事実上こうした気分の状態のみが，自然に表現される *(持続的, 極めて重度のうつ状態, 希望のなさや涙もろさが顕著)*

IDS-C

5. 気分（悲しみ）　Mood (Sad)

- ☐ 0. 悲しいとは感じない
- ☐ 1. 半分以下の時間，悲しいと感じる
- ☐ 2. 半分以上の時間，悲しいと感じる
- ☐ 3. ほとんどいつも，とても悲しいと感じる

8. 気分の反応性　Reactivity of Mood

- ☐ 0. 良い出来事が起きた時，気分は正常のものとなり，数時間は持続する
- ☐ 1. 良い出来事が起きた時，気分は晴れるが，正常とまでは感じない
- ☐ 2. ごく限られた極めて望ましい出来事の場合にのみ，いくらか気分が晴れる
- ☐ 3. 大いに素晴らしい，または望ましい出来事が起こったとしても，気分は全く晴れない

17. 見方（将来）　Outlook (Feature)

- ☐ 0. 将来に対して，いつも通り楽観的に考えられる
- ☐ 1. 時に悲観的となるが，他者（との交流）や（何かの）出来事によって打ち消すことができる
- ☐ 2. 近い将来に対して，かなり悲観的である
- ☐ 3. 自分自身や自分を取り巻く状況について，将来のどの時期にも希望が見出せない

評点が1−4であれば，次のように尋ねること：　そのような気分は，どのくらい続いていますか。

SIG(HAMD&IDSC)

◆ **質問事項**

この1週間，朝方や夕方といった1日の特定の時間に，気分の落ち込みが，より強まったことはありましたか。
「はい」の場合：それは何か特定の出来事と関連していましたか。どのくらい悪くなったと感じましたか。ほんの少しですか，かなりですか。週末にさえもそうでしたか。

◆ **アンカーポイント**　当てはまる評点にチェックをしてください。

HAM-D

NONE

*HAM-Dにも日内変動の項目があるが，HAM-D 17には含まれていないため，ここではNONEとされている

IDS-C

9. 気分の変動　Mood Variation

- □ 0. 気分の変動と1日の(特定の)時刻に規則的な関連はない
- □ 1. 気分の変動は，周囲の状況により，しばしば1日の(特定の)時刻と関連している
- □ 2. 1週間の大半は，気分の変動が，(何らかの)出来事よりも，1日の(特定の)時刻と関連している
- □ 3. 気分は，毎日決まった時間に，はっきりと予測通りに良くなったり悪くなったりする

(評点が1, 2または3の場合)
9A. 気分は，だいたいいつ頃悪くなりますか。

　　午前，午後，夜間　（いずれかに○をつける）

9B. 気分の変動は，患者を取り巻く状況によるものですか。

　　はい，いいえ　（いずれかに○をつける）

◆ **質問事項**

親しい友人や身内の死（またはペットの死や，重要な仕事を失う）といった，深い悲しみや喪失感を，これまでの人生で経験したことがありますか。その時どのように感じたか覚えていますか。この1週間に経験した悲しみや気分の落ち込みは，その時に感じた気分と似ていますか。「いいえ」の場合：どのように違いますか。

◆ **アンカーポイント**　当てはまる評点にチェックをしてください。

HAM-D

NONE

IDS-C

10. 気分の質　Quality of Mood

- □ 0. (抑うつ)気分は，身内と死別した際に感じるものと，ほぼ同じである。または，抑うつ気分を感じない
- □ 1. (抑うつ)気分は，身内と死別した際の悲しみにかなり近いが，(うまく)説明できなかったり，より不安と関連していたり，感情が激しかったりする
- □ 2. 半分以下の時間において，(抑うつ)気分は，(身内との死別の際のような)深い悲しみとは質的にはっきり区別され，それゆえ他人に説明することは困難である
- □ 3. ほとんどいつも，(抑うつ)気分は，(身内との死別の際のような)深い悲しみとは，質的にはっきり区別される

SIG(HAMD&IDSC)

◆ 質問事項

何か悪いことをしてしまったとか，他の人をがっかりさせてしまったと思って，この1週間，自分を責めましたか。
「はい」の場合：何を考えていたのですか。そう考えることは，普段よりも多かったですか。

この1週間，自分自身について，どのように感じましたか。
この1週間，自分に対する評価が下がったことに気づきましたか。他の人と比較したら，あなたは一個人として自分の価値をどのように評価しますか。

自分がしたことや，しなかったことについて，罪悪感を感じましたか。かなり前に起きた出来事についてはいかがですか。

自分が罰せられていると感じますか。

自分自身のせいで，この病気（うつ病）になってしまったと考えているのですか。

（先週，何か声が聞こえてきたり，幻が見えたことがありましたか。「はい」の場合：それについて話してください。）

◆ アンカーポイント　当てはまる評点にチェックをしてください。

HAM-D

2. 罪責感　Feelings of Guilt

□ 0.	なし
□ 1.	自己非難, 他人をがっかりさせたという思い *(生産性の低下に対する自責感のみ)*
□ 2.	過去の過ちや罪深い行為に対する, 罪責観念や思考の反復 *(罪責, 後悔, あるいは恥の感情)*
□ 3.	現在の病気は自分への罰であると考える, 罪責妄想 *(重度で広範な罪責感)*
□ 4.	非難や弾劾するような声が聞こえ, そして(あるいは)脅されるような幻視を体験する

IDS-C

16. 見方（自己）　Outlook (Self)

□ 0.	自分のことを, 他の人と同じくらい立派で, 価値がある人間だと思う
□ 1.	普段より自分を責めがちである
□ 2.	自分が他の人に迷惑を掛けていると, 大いに信じている
□ 3.	自分の大小の欠点について, いつも考えている

....

◆ 質問事項

この1週間，生きる価値がないと思ったことがありましたか。死んでしまった方がましだとか，死ねたらとか，考えたりしましたか。自分を傷つけたり，自殺することを思いつきましたか。
「はい」の場合：どのようなことを考えましたか。

そのような考えは，どのくらいの頻度で浮かんできましたか。どのくらい，続きましたか。先週1週間に（自殺の）計画を思いつきましたか。

自分を傷つけようと何かを試みたり，人生を終わらせる何らかの手段をとりましたか。

◆ アンカーポイント　当てはまる評点にチェックをしてください。

HAM-D

3. 自殺　Suicide

□ 0.	なし
□ 1.	生きる価値がないと感じる
□ 2.	死ねたらという願望, または自己の死の可能性を考える
□ 3.	自殺念慮, 自殺をほのめかす行動をとる
□ 4.	自殺を企図する

IDS-C

18. 自殺念慮　Suicidal Ideation

□ 0.	自殺や死について考えることはない
□ 1.	人生は空しい, または生きる価値がないと感じる
□ 2.	自殺や死について, 1週間に何度か, 数分間にわたって考える
□ 3.	自殺や死について, 1日に何度も深刻に考える, または具体的な自殺の計画を立てたり, 実際に自殺を試みた

SIG(HAMD&IDSC)

◆ **質問事項**

では，睡眠についてお聞きします。この病気になる前には，普段何時頃に眠りについて，何時頃に目覚めましたか。

この1週間，何時頃に寝つき，何時頃に目覚めましたか。

夜，寝始める時，寝つくのに何か問題がありましたか。（寝床に入って寝つくまでに，どのくらい時間がかかりましたか。）

寝つきが悪かったのは，この1週間に何日ありましたか。

◆ **アンカーポイント**　当てはまる評点にチェックをしてください。

HAM-D

4. 入眠障害（睡眠初期の障害）
Insomnia Early (Initial Insomnia)

- ☐ 0. 入眠困難はない
- ☐ 1. 時々寝つけない，と訴える
  （すなわち，30分以上，週に2-3日）
- ☐ 2. 夜ごと寝つけない，と訴える
  （すなわち，30分以上，週に4日以上）

IDS-C

1. 入眠困難　Sleep Onset Insomnia

- ☐ 0. 寝つくのに30分以上かかった日は，1日もない
- ☐ 1. 寝つくのに少なくとも30分かかった日はあるが，(1週間の)半分以下である
- ☐ 2. 寝つくのに少なくとも30分かかった日が，(1週間の)半分以上ある
- ☐ 3. 寝つくのに60分以上かかった日が，(1週間の)半分以上ある

◆ **質問事項**

この1週間，夜中に目が覚めてしまったことがありましたか。
「はい」の場合：寝床から出てしまいましたか。何をしましたか。（トイレに行くだけでしたか。）

寝床に戻った時に，すぐに眠れましたか。

どのくらい目が覚めていましたか。

今週，こうした問題は，何日ありましたか。

不眠がない場合：睡眠が不安定だったり，妨げられたことが何日かありましたか。

◆ **アンカーポイント**　当てはまる評点にチェックをしてください。

HAM-D

5. 熟眠障害　Insomnia Middle

- ☐ 0. 熟眠困難はない
- ☐ 1. 夜間，睡眠が不安定で，妨げられると訴える
  （または，時々，すなわち週に2-3日，夜中に30分以上覚醒している）
- ☐ 2. 夜中に目が覚めてしまう —— トイレ以外で，寝床から出てしまういかなる場合も含む（しばしば，すなわち週に4日以上，夜中に30分以上覚醒している）

IDS-C

2. 中途覚醒　Mid-Nocturnal Insomnia

- ☐ 0. 夜間に目覚めない
- ☐ 1. 睡眠が不安定で，浅いが，覚醒することはほとんどない
- ☐ 2. 毎晩少なくとも1回は目が覚めるが，容易に眠りに戻ることができる
- ☐ 3. 毎晩1回以上目が覚め，そのまま20分以上眠れないでいることが，(1週間の)半分以上ある

SIG(HAMD&IDSC)

◆ **質問事項**

この1週間，一番遅かった時で，朝何時に起きましたか。

「起床が早い」場合：目覚まし時計で目を覚ましましたか。それとも，自然に目が覚めましたか。いつもは（すなわち，気分が良い時は）何時に起きていましたか。

この1週間，何回，朝早く目が覚めましたか。

再び眠りにつくことができましたか。

◆ **アンカーポイント**　当てはまる評点にチェックをしてください。

HAM-D

6. 早朝睡眠障害（睡眠末期の障害）
Insomnia Late (Terminal Insomnia)

□ 0. 早朝睡眠に困難はない
□ 1. 早朝に目が覚めるが，再び寝つける *(時々，すなわち，週に2-3日，早朝に30分以上目が覚める)*
□ 2. 一度起き出すと，再び寝つくことはできない *(しばしば，すなわち，週に4日以上，早朝に30分以上目が覚める)*

IDS-C

3. 早朝覚醒　Early morning Insomnia

□ 0. （週の）半分以上，早く目が覚めたとしても，起きなければならない時間のせいぜい30分前である
□ 1. （週の）半分以上，起きなければならない時間より30分以上早く目が覚める
□ 2. （週の）半分以上，起きなければならない時間より少なくとも1時間早く目が覚める
□ 3. （週の）半分以上，起きなければならない時間より少なくとも2時間早く目が覚める

◆ **質問事項**

この1週間，24時間周期では，昼寝も含めて平均して何時間ぐらい眠っていましたか。それはあなたにとっては，いつも通りのことですか。先週，最も長く寝た日は24時間のうち何時間，眠りましたか。

◆ **アンカーポイント**　当てはまる評点にチェックをしてください。

HAM-D

NONE

IDS-C

4. 過眠　Hypersomnia

□ 0. 夜間の睡眠は7〜8時間を超えることはなく，昼寝もしない
□ 1. 睡眠時間は，昼寝も含めて24時間中（7〜8時間を超えるが）10時間を超えない
□ 2. 睡眠時間は，昼寝も含めて24時間中（10時間を超えるが）12時間を超えない
□ 3. 睡眠時間は，昼寝も含めて24時間中12時間を超えている

SIG(HAMD&IDSC)

◆ 質問事項

この1週間，（働いていない時に）あなたはどのように過ごしていましたか。

それはあなたにとっては普通のことですか。

（それらの事を）するのに，興味を感じましたか。それとも，それらのことをするのに，無理をしなければならなかったと感じていますか。

日常活動を行うための，関心や意欲の程度はどうでしたか。

普段していたことで，やめてしまったことが何かありますか（趣味についてはどうですか）。「はい」の場合：なぜ，やめたのですか。

興味のあることに，1日何時間くらい時間を費やしますか。

楽しみにしていることは，何かありますか。

この1週間，何か愉快なことはありましたか。
「いいえ」の場合：何かあなたが楽しめたことはありましたか（食事，映画，友人と過ごす時間等）。
「はい」の場合：普段と同じ程度に楽しさを実感できましたか。

（自宅または自宅外で）仕事をしている場合：いつもと同じくらい（仕事が）できましたか。

◆ アンカーポイント　当てはまる評点にチェックをしてください。

HAM-D

7. 仕事と活動　Work and Activities

- ☐ 0. 困難なくできる
- ☐ 1. 活動，仕事，あるいは趣味に関連して，それができない，疲れる，弱気であるといった思いがある（興味や喜びは軽度減退しているが，機能障害は明らかではない）
- ☐ 2. 活動・趣味・仕事に対する興味の喪失 ── 患者が直接訴える，あるいは，気乗りのなさ，優柔不断，気迷いから間接的に判断される（仕事や活動をするのに無理せざるを得ないと感じる；興味や喜び，機能は明らかに減退している）
- ☐ 3. 活動に費やす実時間の減少，あるいは生産性の低下（興味や喜び，機能の深刻な減退）
- ☐ 4. 現在の病気のために，働くことをやめた（病気のために仕事あるいは主要な役割を果たすことができない，そして興味も完全に喪失している）

IDS-C

19. 興味一般　Involvement

- ☐ 0. 他の人や活動における興味は，普段と変わらない
- ☐ 1. 以前より興味が薄れ，活動も減少していることに気づく
- ☐ 2. 以前の興味は，1つか2つしか残っていない
- ☐ 3. 以前追い求めていた活動に，全く興味を失っている

21. 喜び・楽しみ（性的活動は除く）
Pleasure/Enjoyment (exclude sexual activities)

- ☐ 0. 楽しい活動に参加し，普段通りの喜びが得られる
- ☐ 1. 楽しい活動に参加しても，普段通りの喜びは感じられない
- ☐ 2. どんな活動からも，めったに喜びを見出すことはできない
- ☐ 3. 何事からも，喜びや楽しみの感情を表すことはできない

SIG(HAMD&IDSC)

◆ **質問事項**

この1週間の集中力はいかがでしたか。（本を読んだりテレビを観たりといった）あなたがしていることに集中できましたか。（何を着るのか，何を食べるのか，どのテレビ番組を観るのかといった）簡単な決断をすることがいつもより難しいと気づきましたか。

◆ **アンカーポイント**　当てはまる評点にチェックをしてください。

HAM-D

NONE

IDS-C

15. 集中力・決断
Concentration/Decision Making

□ 0.	集中力や決断力は普段と変わりない
□ 1.	時々，決断しづらい，または注意が散漫であると感じる
□ 2.	ほとんどいつも，注意を集中させ決断を下すことに苦労する
□ 3.	（何かを）読むことに十分集中できない，あるいは簡単な決断すらできない

◆ **質問事項**

この1週間，考えたり話したりすることや，動作が遅くなったと感じましたか。
他の人はこのことについて，何か言っていましたか。

◆ **アンカーポイント**　当てはまる評点にチェックをしてください。

HAM-D

面接中の観察のみに基づく評価

8. 精神運動抑制（思考・発話の遅鈍；集中困難；運動機能の低下）
Retardation (slowness of thought and speech; impaired ability to concentrate; decreased motor activity)

□ 0.	発話・思考は正常である
□ 1.	面接時に軽度の遅滞が認められる（または，軽度の精神運動抑制）
□ 2.	面接時に明らかな遅滞が認められる（すなわち，中等度，面接はいくらか困難；話は途切れがちで，思考速度は遅い）
□ 3.	面接は困難である（重度の精神運動抑制，話はかなり長く途切れてしまい，面接は非常に困難）
□ 4.	完全な昏迷（極めて重度の精神運動抑制；昏迷；面接はほとんど不可能）

IDS-C

面接中の観察及び被験者の自己評価に基づく評価

23. 精神運動性の制止　Psychomotor Slowing

□ 0.	思考，身振り，発話の速度が普段通りである
□ 1.	思考が遅いと感じる，声の抑揚が少なくなる
□ 2.	ほとんどの質問に，答えるのに数秒かかる；思考の低下を訴える
□ 3.	強く促さないと，ほとんどの質問に大概答えられない

SIG(HAMD&IDSC)

◆ **質問事項**

この1週間，落ち着かなかったりそわそわしたりする感じがありましたか。
じっと座っていられない，動き回らずにはいられないと感じたことはありましたか。

◆ **アンカーポイント**　当てはまる評点にチェックをしてください。

HAM-D

面接中の観察のみに基づく評価
9. 精神運動激越　Agitation

☐ 0. なし (正常範囲内の動作)
☐ 1. そわそわする
☐ 2. 手や髪などをいじくる
☐ 3. 動き回る，じっと座っていられない
☐ 4. 手を握りしめる，爪を噛む，髪を引っ張る，唇を噛む (面接は不可能)

IDS-C

面接中の観察及び被験者の自己評価に基づく評価
24. 精神運動性の焦燥　Psychomotor Agitation

☐ 0. 思考や身振りの速度が速まったり，まとまらなくなるようなことはない
☐ 1. そわそわしたり，手を握りしめたり，頻繁に姿勢を変える
☐ 2. 動き回りたい衝動があると述べる，動き出しそうな落ち着かない素振りを示す
☐ 3. 座っていられない，許可の有無にかかわらず，歩き回っている

....

◆ **質問事項**

この1週間，特に緊張したり，イライラしていましたか。
「はい」の場合：それは，普段感じる以上のものでしたか。

異常に人と論争してみたくなったり，我慢ができなくなったりしましたか。明らかな理由もないのに，他の人に対して腹を立てたことがありましたか。普段よりも多かったですか。この1週間で何回ぐらいありましたか。

この1週間，特に不安だったり，神経質であったり，苛立ったりしましたか。 何回ぐらいありましたか。

些細なことや，普段なら心配しないようなことを，あれこれ悩んでいましたか。
「はい」の場合：例えば，どんなふうに悩んでいましたか。

◆ **アンカーポイント**　当てはまる評点にチェックをしてください。

HAM-D

10. 不安, 精神症状　Anxiety, Psychic

☐ 0. 問題なし
☐ 1. 主観的な緊張とイライラ感 (軽度，一時的)
☐ 2. 些細な事柄について悩む (中等度，多少の苦痛をもたらす；あるいは実在する問題に過度に悩んでいる)
☐ 3. 心配な態度が顔つきや話し方から明らかである (重度；不安のために機能障害が生じている)
☐ 4. 疑問の余地なく恐怖が表出されている (何もできない程の症状)

IDS-C

6. 気分（イライラ）　Mood (Irritable)

☐ 0. イライラは感じない
☐ 1. 半分以下の時間，イライラを感じる
☐ 2. 半分以上の時間，イライラを感じる
☐ 3. ほとんどいつも，強いイライラを感じる

7. 気分（不安）　Mood (Anxiety)

☐ 0. 不安や緊張は感じない
☐ 1. 半分以下の時間，不安や緊張を感じる
☐ 2. 半分以上の時間，不安や緊張を感じる
☐ 3. ほとんどいつも，強い不安や緊張を感じる

SIG(HAMD&IDSC)

◆ **質問事項**
突然，激しくおびえたり，不安になったり，とても気分が悪くなったりしたことがありましたか。
明らかな理由もないのに，激しいパニックになったことがありましたか。（こうしたことが）この1週間にありましたか。最近ではいつ起きましたか。何が起きましたか。
不安になるので，絶えず　嫌ったり避けてきた状況や物事がありますか。何か恐怖症はありますか。この1週間，このように避けることが多くなったと気づいていますか。

◆ **アンカーポイント**　当てはまる評点にチェックをしてください。

HAM-D

NONE

IDS-C

27. パニック・恐怖症症状
Panic/Phobic Symptoms

□ 0. パニックのエピソードや恐怖症状はない
□ 1. 軽度のパニックのエピソードや恐怖症があるが，行動の変化や何もできなくなることは通常ない
□ 2. 行動の変化を伴う顕著なパニックのエピソードや恐怖症があるが，何もできなくなることはない
□ 3. 何もできなくなるようなパニックのエピソードが週に少なくとも1回はある，あるいは重度の恐怖症があり，このため完全に毎回回避行動をとってしまう

....

◆ **質問事項**
この1週間，次にあげるような身体症状があれば話して下さい。（リストを読み上げること）
　消化器系：口渇，腹が張る，消化不良，便秘，下痢，胃けいれん，げっぷ，頻尿
　心・循環系：動悸，頭痛
　呼吸器系：過呼吸，ため息，呼吸困難，発汗
　その他：震え，耳鳴り，視界のぼやけ，ほてりや冷感，胸痛

存在すると認められた各症状について：
先週，どのくらい（その症状に）煩わされましたか。（どのくらいひどかったですか。何回ぐらい，あるいはどのくらいの頻度で，その症状がありましたか。）

注意：既存の身体的状況と明らかに関係のある症状は評価しないこと。

◆ **アンカーポイント**　当てはまる評点にチェックをしてください。

HAM-D

11. 不安, 身体症状　Anxiety, Somatic

□ 0. なし
□ 1. 軽度 (症状は時々出現するのみ, 機能の障害はない, わずかな苦痛)
□ 2. 中等度 (症状はより持続する, 普段の活動に多少の支障をきたす, 中等度の苦痛)
□ 3. 重度 (顕著な機能の障害)
□ 4. 何もできなくなる

IDS-C

26. 交感神経系の機能亢進　Sympathetic Arousal

□ 0. 動悸, 振戦, 視界のぼやけ, 耳鳴り, 発汗過多, 呼吸困難, ほてりや冷感, 胸痛は認められない
□ 1. 上記症状は, 軽度で間欠的にのみ存在する
□ 2. 上記症状は, 中等度で(週の)半分以上の時間存在する
□ 3. 上記症状のため, 機能障害が生じている

28. 消化器症状　Gastrointestinal

□ 0. 排便習慣は, いつもと変わらない
□ 1. 軽度の便秘および(または)下痢が, 間欠的に認められる
□ 2. 便秘および(または)下痢が, ほとんどいつも認められるが, 機能の障害は生じていない
□ 3. 便秘および(または)下痢が, 間欠的に認められ, 治療を要するか, 機能の障害を引き起こす

SIG(HAMD&IDSC)

◆ **質問事項**

この1週間，食欲はいかがでしたか。普段の食欲と比べて，どうでしたか。
「減った」場合：どの程度，減りましたか。
食べるのに，無理をしなければなりませんでしたか。

食べるのに，誰かに促されなければなりませんでしたか。（食事をとるのを抜きましたか。）

普段よりも食べる量が増えたと思いますか。毎日ですか。（1回の）食事の量が増えましたか。食間に，軽食をとったり，もっと食べるようになりましたか。食べたい衝動に駆られましたか。無茶な食べ方をしたことはありましたか。

◆ **アンカーポイント**　当てはまる評点にチェックをしてください。

HAM-D

12. 身体症状, 消化器系
　Somatic Symptoms Gastrointestinal

□ 0. なし
□ 1. 食欲はないが,促されなくても食べている（*普段より食欲はいくらか低下*）
□ 2. 促されないと食事摂取が困難（*あるいは,無理して食べなければならないかどうかに関わらず,食欲は顕著に低下している*）

IDS-C

11. 食欲（減退）　Appetite (Decreased)

□ 0. 普段の食欲と変わりない
□ 1. 普段より幾分食事の回数が少ないか,食事の量が少ない
□ 2. 普段よりかなり食べる量が少なく,食べるのに努力を要する
□ 3. 24時間ほとんど食事をとらず,食事にかなりの努力,あるいは他の人の説得を要する

12. 食欲（増加）　Appetite (Increased)

□ 0. 普段の食欲と変わりない
□ 1. 普段より,食べることの必要性を頻繁に感じる
□ 2. 普段と比べて,より頻繁におよび（または）より多くの量を定期的に食べる
□ 3. 食事の時も,食間も,過食の衝動に駆られている

11か**12**は（両方ではなく）どちらか一方を評価すること

SIG(HAMD&IDSC)

◆ **質問事項**

この1週間，元気に過ごせましたか。
元気でない場合：疲れを感じていましたか。（それは，何回ぐらいありましたか。どのくらいひどいものでしたか。）

今週，どこか痛いところがありましたか。（背部痛，頭痛，筋肉痛はどうですか。）
何回ぐらいありましたか。どのくらいひどいものでしたか。

この1週間，手足に鉛のおもりをつけているような，身体の重くなる感じがしましたか。何日間くらいですか。何回ぐらいありましたか。このような症状は，日常活動の妨げになりましたか。

◆ **アンカーポイント** 当てはまる評点にチェックをしてください。

HAM-D

13. 身体症状，一般的
Somatic Symptoms General

- ☐ 0. なし
- ☐ 1. 手足や背中，あるいは頭の重苦しさ。背部痛，頭痛，筋肉痛。元気のなさや易疲労性 (普段より気力はいくらか低下；軽度で一時的な,気力の喪失や筋肉の痛み／重苦しさ)
- ☐ 2. 何らかの明白な症状 (持続的で顕著な,気力の喪失や筋肉の痛み／重苦しさ)

IDS-C

20. 気力・易疲労性　Energy/Fatigability

- ☐ 0. 気力は普段と変わりない
- ☐ 1. 普段より疲れやすい
- ☐ 2. 普段の日常活動を始めたり，続けたりすることに，かなりの努力を要する
- ☐ 3. 気力がないため，普段の日常活動の大部分を行うことができない

25. 身体症状の訴え　Somatic Complaints

- ☐ 0. 四肢の重さや痛みはないと述べる
- ☐ 1. 頭痛，腹痛，背部痛，関節痛を訴えるが，間欠的であり，機能に支障はない
- ☐ 2. 上記のような痛みを，頻繁に訴える
- ☐ 3. 上記のような痛みのために，機能の障害を来たしている

30. 鉛様麻痺・身体的活力
Leaden Paralysis/Physical Energy

- ☐ 0. 体が重く，体に力が入らない，という身体的感覚はない
- ☐ 1. 時折，体が重く，体に力が入らないと感じるが，仕事，学業や日常活動にマイナスの影響はない
- ☐ 2. （週の）半分以上，体が重い（体に力が入らない）と感じる
- ☐ 3. 1日のうち数時間，週のうち数日といったように，ほとんどいつも，体が重い（体に力が入らない）と感じる

SIG(HAMD&IDSC)

◆ **質問事項**

時々，憂うつな気分や不安に伴って，性に対する関心がなくなってしまうことがあります。この１週間，性に対する関心はいかがでしたか。（実際の性的活動についてではなく，性に対する関心について訊いています。）

今週，性については，何か考えましたか。

（気分が概ね良かった時と比べて，）性に対する関心に何か変化が，ありましたか。
「はい」の場合：気分が良い時と比べて，性的関心の低下は，あなたにとって，普通ではないことですか。（性に対する関心は，ほんの少し減ったのですか，かなり減ったのですか。）

◆ **アンカーポイント**　　当てはまる評点にチェックをしてください。

HAM-D

14. 生殖器症状(性欲の減退,月経障害など)
Genital Symptoms
(such as loss of libido, menstrual disturbances)

- ☐ 0. なし
- ☐ 1. 軽度 (普段よりいくらか関心が低下)
- ☐ 2. 重度 (普段よりかなり関心が低下)

IDS-C

22. 性的関心　Sexual Interest

- ☐ 0. 普段通りの性的関心がある，あるいは性的活動から普段通りの満足感が得られる
- ☐ 1. ほぼ普段通りの性的関心がある，あるいは性的活動から多少の満足感が得られる
- ☐ 2. 性的欲求がほとんどない，あるいは性的活動から満足感がほとんど得られない
- ☐ 3. 性的関心が全くない，あるいは性的活動から満足感が全く得られない

◆ **質問事項**

この１週間，（普段の考え方と比べて）どのくらい，自分の身体的な健康状態や，身体の働きを気にしていましたか。
（身体的な病気ではないか，あるいは身体的な病気になってしまうのではないかと，かなり心配していましたか。実際に，そのような考えにとらわれていましたか。）

自分の身体的な不調をよく訴えていましたか。

実際には自分でできることにまで，助けを求めましたか。
「はい」の場合：例えば，どのような事柄でしたか。そのようなことは何回くらい起こりましたか。

◆ **アンカーポイント**　　当てはまる評点にチェックをしてください。

HAM-D

15. 心気症　Hypochondriasis

- ☐ 0. なし (不適切な心配はない,あるいは完全に安心できる)
- ☐ 1. 体のことが気がかりである (自分の健康に関する多少の不適切な心配,または大丈夫だと言われているにも関わらず,わずかに心配している)
- ☐ 2. 健康にこだわっている
  (しばしば自身の健康に対し過剰に心配する,あるいは医学的に大丈夫だと明言されているにも関わらず,特別な病気があると思い込んでいる)
- ☐ 3. 訴えや助けを求めること等が頻繁にみられる
  (医師が確認できていない身体的問題があると確信している；身体的な健康についての誇張された,現実的でない心配)
- ☐ 4. 心気妄想 (例えば,体の一部が衰え,腐ってしまうと感じる,など；外来患者ではまれである)

IDS-C

NONE

SIG(HAMD&IDSC)

◆ **質問事項**

この病気（うつ病）になってから，体重が減りましたか。
「はい」の場合：この1週間で体重が減りましたか。（それは気分が憂うつだったり，落ち込んだりしたせいですか。）
どのくらい減りましたか。
「不確実」な場合：衣類が緩くなったと思いますか。

この2週間で，体重はどの程度変化しましたか。

「2度目以降の評価」では：体重はいくらか元に戻りましたか。

◆ **アンカーポイント**　当てはまる評点にチェックをしてください。

HAM-D

16. この1週間の体重減少
Loss Of Weight Within The Last Week

現病歴による評価の場合：

| □ 0. 体重減少なし，あるいは今回の病気による減少ではない |
| □ 1. 今回のうつ病により，おそらく体重が減少している |
| □ 2. （患者によると）うつ病により，明らかに体重が減少している |

IDS-C

13. この2週間の体重（減少）
Weight (Decrease) Within The Last Two Weeks

| □ 0. 体重の変化はない |
| □ 1. あたかも僅かに体重が減ったかのように感じる |
| □ 2. 2ポンド（約0.9 kg）以上減った |
| □ 3. 5ポンド（約2.3 kg）以上減った |

14. この2週間の体重（増加）
Weight (Increase) Within The Last Two Weeks

| □ 0. 体重の変化はない |
| □ 1. あたかも僅かに体重が増えたかのように感じる |
| □ 2. 2ポンド（約0.9 kg）以上増えた |
| □ 3. 5ポンド（約2.3 kg）以上増えた |

＊1ポンド＝454 g

13か14は（両方ではなく）どちらか一方を評価すること

SIG(HAMD&IDSC)

◆ **質問事項**

面接中の観察に基づく評価

◆ **アンカーポイント** 　当てはまる評点にチェックをしてください。

HAM-D

17. 病識　Insight

- ☐ 0. うつ状態であり病気であることを認める，または現在うつ状態でない
- ☐ 1. 病気であることを認めるが，原因を粗食，働き過ぎ，ウィルス，休息の必要性などのせいにする（*病気を否定するが，病気である可能性は認める，例えば「私はどこも悪いところはないと思います，でも他の人には悪く見えるようです」*）
- ☐ 2. 病気であることを全く認めない（*病気であることを完全に否定する，例えば「私はうつ病ではありません；私は元気です」*）

IDS-C

NONE

◆ **質問事項**

他の人から拒否されたり，軽視されたり，非難されていると感じやすかったですか。このようなことはどのくらい，起こりましたか。そのような時にはどのように反応しましたか。怒りましたか，落ち込みましたか，それ以外ですか。（反応の重症度を調べる。）それは，人づきあいや仕事をこなしていくうえでどの程度，妨げになりましたか。

◆ **アンカーポイント** 　当てはまる評点にチェックをしてください。

HAM-D

NONE

IDS-C

29. 対人関係の過敏性　Interpersonal Sensitivity

- ☐ 0. 他の人から拒否される，軽視される，非難される，傷つけられると感じやすいことは全くない
- ☐ 1. 他の人から拒否される，軽視される，非難される，傷つけられると時々感じる
- ☐ 2. 他の人から拒否される，軽視される，非難される，傷つけられるとしばしば感じるが，社会的・職業的機能にはほとんど影響しない
- ☐ 3. 他の人から拒否される，軽視される，非難される，傷つけられるとしばしば感じ，このため社会的・職業的機能に支障を来たしている

17項目版ハミルトンうつ病評価尺度の合計得点：＿＿＿＿＿＿＿＿＿＿

30項目のIDS-Cスコアの合計得点：＿＿＿＿＿＿＿＿＿＿

自殺の項目（HAMDの第3項目あるいはIDS-Cの第18項目）で1～4の評点をつけた場合は，C-SSRS(Columbia Suicide Severity Rating Scale)を行うこと。

SIG(HAMD&IDSC)

HAM-D／IDS-C 併用評価用構造化面接 全項目評価用紙

評価日： 　　年　　月　　日　　患者：＿＿＿＿＿＿＿＿＿＿　評価者：＿＿＿＿＿＿＿＿

当てはまるアンカーポイントにチェックをしてください。

HAM-D ITEM	IDS-C ITEM
1. 抑うつ気分(悲しみ, 絶望的, ふがいなさ, 無価値感) ☐ 0. なし ☐ 1. 質問をされた時のみ示される (一時的, 軽度のうつ状態) ☐ 2. 自ら言葉で訴える (持続的, 軽度から中等度のうつ状態) ☐ 3. 言葉を使わなくとも伝わる (例えば, 表情・姿勢・声・涙もろさ) (持続的, 中等度から重度のうつ状態) ☐ 4. 言語的にも, 非言語的にも, 事実上こうした気分の状態のみが, 自然に表現される (持続的, 極めて重度のうつ状態, 希望のなさや涙もろさが顕著)	**5. 気分(悲しみ)** ☐ 0. 悲しいとは感じない ☐ 1. 半分以下の時間, 悲しいと感じる ☐ 2. 半分以上の時間, 悲しいと感じる ☐ 3. ほとんどいつも, とても悲しいと感じる
	8. 気分の反応性 ☐ 0. 良い出来事が起きた時, 気分は正常のものとなり, 数時間は持続する ☐ 1. 良い出来事が起きた時, 気分は晴れるが, 正常とまでは感じない ☐ 2. ごく限られた極めて望ましい出来事の場合にのみ, いくらか気分が晴れる ☐ 3. 大いに素晴らしい, または望ましい出来事が起こったとしても, 気分は全く晴れない
	17. 見方(将来) ☐ 0. 将来に対して, いつも通り楽観的に考えられる ☐ 1. 時に悲観的となるが, 他者(との交流)や(何かの)出来事によって打ち消すことができる ☐ 2. 近い将来に対して, かなり悲観的である ☐ 3. 自分自身や自分を取り巻く状況について, 将来のどの時期にも希望が見出せない
NONE *HAM-Dにも日内変動の項目があるが, HAM-D 17には含まれていないため, ここではNONEとされている	**9. 気分の変動** ☐ 0. 気分の変動と1日の(特定の)時刻に規則的な関連はない ☐ 1. 気分の変動は, 周囲の状況により, しばしば1日の(特定の)時刻と関連している ☐ 2. 1週間の大半は, 気分の変動が, (何らかの)出来事よりも, 1日の(特定の)時刻と関連している ☐ 3. 気分は, 毎日決まった時間に, はっきりと予測通りに良くなったり悪くなったりする
NONE	**10. 気分の質** ☐ 0. (抑うつ)気分は, 身内と死別した際に感じるものと, ほぼ同じである。または, 抑うつ気分を感じない ☐ 1. (抑うつ)気分は, 身内と死別した際の悲しみにかなり近いが, (うまく)説明できなかったり, より不安と関連していたり, 感情が激しかったりする ☐ 2. 半分以下の時間において, (抑うつ)気分は, (身内との死別の際のような)深い悲しみとは質的にはっきり区別され, それゆえ他人に説明することは困難である ☐ 3. ほとんどいつも, (抑うつ)気分は, (身内との死別の際のような)深い悲しみとは, 質的にはっきり区別される
2. 罪責感 ☐ 0. なし ☐ 1. 自己非難, 他人をがっかりさせたという思い (生産性の低下に対する自責感のみ) ☐ 2. 過去の過ちや罪深い行為に対する, 罪責観念や思考の反復 (罪責, 後悔, あるいは恥の感情) ☐ 3. 現在の病気は自分への罰であると考える, 罪責妄想 (重度で広範な罪責感) ☐ 4. 非難や弾劾するような声が聞こえ, そして(あるいは)脅されるような幻視を体験する	**16. 見方(自己)** ☐ 0. 自分のことを, 他の人と同じくらい立派で, 価値がある人間だと思う ☐ 1. 普段より自分を責めがちである ☐ 2. 自分が他の人に迷惑を掛けていると, 大いに信じている ☐ 3. 自分の大小の欠点について, いつも考えている
3. 自殺 ☐ 0. なし ☐ 1. 生きる価値がないと感じる ☐ 2. 死ねたらという願望, または自己の死の可能性を考える ☐ 3. 自殺念慮, 自殺をほのめかす行動をとる ☐ 4. 自殺を企図する	**18. 自殺念慮** ☐ 0. 自殺や死について考えることはない ☐ 1. 人生は空しい, または生きる価値がないと感じる ☐ 2. 自殺や死について, 1週間に何度か, 数分間にわたって考える ☐ 3. 自殺や死について, 1日に何度も深刻に考える, または具体的な自殺の計画を立てたり, 実際に自殺を試みた
4. 入眠障害(睡眠初期の障害) ☐ 0. 入眠困難はない ☐ 1. 時々寝つけない, と訴える (すなわち, 30分以上, 週に2-3日) ☐ 2. 夜ごと寝つけない, と訴える (すなわち, 30分以上, 週に4日以上)	**1. 入眠困難** ☐ 0. 寝つくのに30分以上かかった日は, 1日もない ☐ 1. 寝つくのに少なくとも30分かかった日はあるが, (1週間の)半分以下である ☐ 2. 寝つくのに少なくとも30分かかった日が, (1週間の)半分以上ある ☐ 3. 寝つくのに60分以上かかった日が, (1週間の)半分以上ある
5. 熟眠障害 ☐ 0. 熟眠困難はない ☐ 1. 夜間, 睡眠が不安定で, 妨げられると訴える (または, 時々, すなわち週に2-3日, 夜中に30分以上覚醒している) ☐ 2. 夜中に目が覚めてしまう—トイレ以外で, 寝床から出てしまういかなる場合も含む (しばしば, すなわち週に4日以上, 夜中に30分以上覚醒している)	**2. 中途覚醒** ☐ 0. 夜間に目覚めない ☐ 1. 睡眠が不安定で, 浅いが, 覚醒することはほとんどない ☐ 2. 毎晩少なくとも1回は目が覚めるが, 容易に眠りに戻ることができる ☐ 3. 毎晩1回以上目が覚め, そのまま20分以上眠れないでいることが, (1週間の)半分以上ある
6. 早朝睡眠障害(睡眠末期の障害) ☐ 0. 早朝睡眠に困難はない ☐ 1. 早朝に目が覚めるが, 再び寝つける (時々, すなわち, 週に2-3日, 早朝に30分以上目が覚める) ☐ 2. 一度起き出すと, 再び寝つくことはできない (しばしば, すなわち, 週に4日以上, 早朝に30分以上目が覚める)	**3. 早朝覚醒** ☐ 0. (週の)半分以上, 早く目が覚めたとしても, 起きなければならない時間のせいぜい30分前である ☐ 1. (週の)半分以上, 起きなければならない時間より30分以上早く目が覚める ☐ 2. (週の)半分以上, 起きなければならない時間より少なくとも1時間早く目が覚める ☐ 3. (週の)半分以上, 起きなければならない時間より少なくとも2時間早く目が覚める
NONE	**4. 過眠** ☐ 0. 夜間の睡眠は7～8時間を超えることはなく, 昼寝もしない ☐ 1. 睡眠時間は, 昼寝も含めて24時間中(7～8時間を超えるが) 10時間を超えない ☐ 2. 睡眠時間は, 昼寝も含めて24時間中(10時間を超えるが) 12時間を超えない ☐ 3. 睡眠時間は, 昼寝も含めて24時間中12時間を超えている

SIG(HAMD&IDSC)

HAM-D／IDS-C 併用評価用構造化面接 全項目評価用紙

当てはまるアンカーポイントにチェックをしてください。

HAM-D ITEM	IDS-C ITEM
7. 仕事と活動 □ 0. 困難なくできる □ 1. 活動, 仕事, あるいは趣味に関連して, それができない, 疲れる, 弱気であるといった思いがある (興味や喜びは軽度減退しているが, 機能障害は明らかではない) □ 2. 活動・趣味・仕事に対する興味の喪失—患者が直接訴える, あるいは, 気乗りのなさ, 優柔不断, 気迷いから間接的に判断される (仕事や活動をするのに無理せざるを得ないと感じる；興味や喜び, 機能は明らかに減退している) □ 3. 活動に費やす実時間の減少, あるいは生産性の低下 (興味や喜び, 機能の深刻な減退) □ 4. 現在の病気のために, 働くことをやめた (病気のために仕事あるいは主要な役割を果たすことができない, そして興味も完全に喪失している)	**19. 興味一般** □ 0. 他の人や活動における興味は, 普段と変わらない □ 1. 以前より興味が薄れ, 活動も減少していることに気づく □ 2. 以前の興味は, 1つか2つしか残っていない □ 3. 以前追い求めていた活動に, 全く興味を失っている **21. 喜び・楽しみ (性的活動は除く)** □ 0. 楽しい活動に参加し, 普段通りの喜びが得られる □ 1. 楽しい活動に参加しても, 普段通りの喜びは感じられない □ 2. どんな活動からも, めったに喜びを見出すことはできない □ 3. 何事からも, 喜びや楽しみの感情を表すことはできない
NONE	**15. 集中力・決断** □ 0. 集中力や決断力は普段と変わりない □ 1. 時々, 決断しづらい, または注意が散漫であると感じる □ 2. ほとんどいつも, 注意を集中させ決断を下すことに苦労する □ 3. (何かを) 読むことに十分集中できない, あるいは簡単な決断すらできない
8. 精神運動抑制 (思考・発話の遅鈍；集中困難；運動機能の低下) □ 0. 発話・思考は正常である □ 1. 面接時に軽度の遅滞が認められる (または, 軽度の精神運動抑制) □ 2. 面接時に明らかな遅滞が認められる (すなわち, 中等度, 面接はいくらか困難；話は途切れがちで, 思考速度は遅い) □ 3. 面接は困難である (重度の精神運動抑制, 話はかなり長く途切れてしまい, 面接は非常に困難) □ 4. 完全な昏迷 (極めて重度の精神運動抑制；昏迷；面接はほとんど不可能)	**23. 精神運動性の制止** □ 0. 思考や身振り, 思考の速度が普段通りである □ 1. 思考が遅いと感じる, 声の抑揚が少なくなる □ 2. ほとんどの質問に, 答えるのに数秒かかる；思考の低下を訴える □ 3. 強く促さないと, ほとんどの質問に大概答えられない
9. 精神運動激越 □ 0. なし (正常範囲内の動作) □ 1. そわそわする □ 2. 手や髪などをいじくる □ 3. 動き回る, じっと座っていられない □ 4. 手を握りしめる, 爪を噛む, 髪を引っ張る, 唇を噛む (面接は不可能)	**24. 精神運動性の焦燥** □ 0. 思考や身振りの速度が速まったり, まとまらなくなるようなことはない □ 1. そわそわしたり, 手を握りしめたり, 頻繁に姿勢を変える □ 2. 動き回りたい衝動があると述べる, 動き出しそうな落ち着かない素振りを示す □ 3. 座っていられない, 許可の有無にかかわらず, 歩き回っている
10. 不安, 精神症状 □ 0. 問題なし □ 1. 主観的な緊張とイライラ感 (軽度, 一時的) □ 2. 些細な事柄について悩む (中等度, 多少の苦痛をもたらす；あるいは実在する問題に過度に悩んでいる) □ 3. 心配な態度が顔つきや話し方から明らかである (重度；不安のために機能障害が生じている) □ 4. 疑問の余地なく恐怖が表出されている (何もできない程の症状)	**6. 気分 (イライラ)** □ 0. イライラは感じない □ 1. 半分以下の時間, イライラを感じる □ 2. 半分以上の時間, イライラを感じる □ 3. ほとんどいつも, 強いイライラを感じる **7. 気分 (不安)** □ 0. 不安や緊張は感じない □ 1. 半分以下の時間, 不安や緊張を感じる □ 2. 半分以上の時間, 不安や緊張を感じる □ 3. ほとんどいつも, 強い不安や緊張を感じる
NONE	**27. パニック・恐怖症症状** □ 0. パニックのエピソードや恐怖症症状はない □ 1. 軽度のパニックのエピソードや恐怖症があるが, 行動の変化や何もできなくなることは通常ない □ 2. 行動の変化を伴う顕著なパニックのエピソードや恐怖症があるが, 何もできなくなることはない □ 3. 何もできなくなるようなパニックのエピソードが週に少なくとも1回はある, あるいは重度の恐怖症があり, このため完全に毎回回避行動をとってしまう
11. 不安, 身体症状 □ 0. なし □ 1. 軽度 (症状は時々出現するのみ, 機能の障害はない, わずかな苦痛) □ 2. 中等度 (症状はより持続する, 普段の活動に多少の支障をきたす, 中等度の苦痛) □ 3. 重度 (顕著な機能の障害) □ 4. 何もできなくなる	**26. 交感神経系の機能亢進** □ 0. 動悸, 振戦, 視界のぼやけ, 耳鳴り, 発汗過多, 呼吸困難, ほてりや冷感, 胸痛は認められない □ 1. 上記症状は, 軽度で間欠的にのみ存在する □ 2. 上記症状は, 中等度で (週の) 半分以上の時間存在する □ 3. 上記症状のため, 機能障害が生じている **28. 消化器症状** □ 0. 排便習慣は, いつもと変わらない □ 1. 軽度の便秘および (または) 下痢が, 間欠的に認められる □ 2. 便秘および (または) 下痢が, ほとんどいつも認められるが, 機能の障害は生じていない □ 3. 便秘および (または) 下痢が, 間欠的に認められ, 治療を要するか, 機能の障害を引き起こす
12. 身体症状, 消化器系 □ 0. なし □ 1. 食欲はないが, 促されなくても食べている (普段より食欲はいくらか低下) □ 2. 促されないと食事摂取が困難 (あるいは, 無理して食べなければならないかどうかに関わらず, 食欲は顕著に低下している)	**11. 食欲 (減退)** □ 0. 普段の食欲と変わりない □ 1. 普段より幾分食事の回数が少ないか, 食事の量が少ない □ 2. 普段よりかなり食べる量が少なく, 食べるのに努力を要する □ 3. 24時間ほとんど食事をとらず, 食事にかなりの努力, あるいは他の人の説得を要する **12. 食欲 (増加)** □ 0. 普段の食欲と変わりない □ 1. 普段より, 食べることの必要性を頻繁に感じる □ 2. 普段と比べて, より頻繁におよび (または) より多くの量を定期的に食べる □ 3. 食事の時も, 食間も, 過食の衝動に駆られている 11か12は (両方ではなく) どちらか一方を評価すること

SIGH-D / IDS-C併用版全項目評価用紙

当てはまるアンカーポイントにチェックをしてください。

HAM-D ITEM	IDS-C ITEM
13. 身体症状, 一般的 ☐ 0. なし ☐ 1. 手足や背中, あるいは頭の重苦しさ。背部痛, 頭痛, 筋肉痛。元気のなさや易疲労性 (普段より気力はいくらか低下；軽度で一時的な, 気力の喪失や筋肉の痛み／重苦しさ) ☐ 2. 何らかの明白な症状 (持続的で顕著な, 気力の喪失や筋肉の痛み／重苦しさ)	**20. 気力・易疲労性** ☐ 0. 気力は普段と変わりない ☐ 1. 普段より疲れやすい ☐ 2. 普段の日常活動を始めたり, 続けたりすることに, かなりの努力を要する ☐ 3. 気力がないため, 普段の日常活動の大部分を行うことができない **25. 身体症状の訴え** ☐ 0. 四肢の重さや痛みはないと述べる ☐ 1. 頭痛, 腹痛, 背部痛, 関節痛を訴えるが, 間欠的であり, 機能に支障はない ☐ 2. 上記のような痛みを, 頻繁に訴える ☐ 3. 上記のような痛みのために, 機能の障害を来たしている **30. 鉛様麻痺・身体的活力** ☐ 0. 体が重く, 体に力が入らない, という身体的感覚はない ☐ 1. 時折, 体が重く, 体に力が入らないと感じるが, 仕事, 学業や日常活動にマイナスの影響はない ☐ 2. (週の)半分以上, 体が重い(体に力が入らない)と感じる ☐ 3. 1日のうち数時間, 週のうち数日といったように, ほとんどいつも, 体が重い(体に力が入らない)と感じる
14. 生殖器症状 (性欲の減退, 月経障害など) ☐ 0. なし ☐ 1. 軽度 (普段よりいくらか関心が低下) ☐ 2. 重度 (普段よりかなり関心が低下)	**22. 性的関心** ☐ 0. 普段通りの性的関心がある, あるいは性的活動から普段通りの満足感が得られる ☐ 1. ほぼ普段通りの性的関心がある, あるいは性的活動から多少の満足感が得られる ☐ 2. 性的欲求がほとんどない, あるいは性的活動から満足感がほとんど得られない ☐ 3. 性的関心が全くない, あるいは性的活動から満足感が全く得られない
15. 心気症 ☐ 0. なし (不適切な心配はない, あるいは完全に安心できる) ☐ 1. 体のことが気がかりである (自分の健康に関する多少の不適切な心配, または大丈夫だと言われているにも関わらず, わずかに心配している) ☐ 2. 健康にこだわっている (しばしば自身の健康に対し過剰に心配する, あるいは医学的に大丈夫だと明言されているにも関わらず, 特別な病気があると思い込んでいる) ☐ 3. 訴えや助けを求めること等が頻繁にみられる (医師が確認できていない身体的問題があると確信している；身体的な健康についての誇張された, 現実的でない心配) ☐ 4. 心気妄想 (例えば, 体の一部が衰え, 腐ってしまうと感じる, など；外来患者ではまれである)	NONE
16. この1週間の体重減少 現病歴による評価の場合： ☐ 0. 体重減少なし, あるいは今回の病気による減少ではない ☐ 1. 今回のうつ病により, おそらく体重が減少している ☐ 2. (患者によると)うつ病により, 明らかに体重が減少している	**13. この2週間の体重(減少)** ☐ 0. 体重の変化はない ☐ 1. あたかも僅かに体重が減ったかのように感じる ☐ 2. 2ポンド(約0.9 kg)以上減った ☐ 3. 5ポンド(約2.3 kg)以上減った **14. この2週間の体重(増加)** ☐ 0. 体重の変化はない ☐ 1. あたかも僅かに体重が増えたかのように感じる ☐ 2. 2ポンド(約0.9 kg)以上増えた ☐ 3. 5ポンド(約2.3 kg)以上増えた *1ポンド＝454 g 13か14は(両方ではなく)どちらか一方を評価すること
17. 病識 ☐ 0. うつ状態であり病気であることを認める, または現在うつ状態でない ☐ 1. 病気であることを認めるが, 原因を粗食, 働き過ぎ, ウィルス, 休息の必要性などのせいにする (病気を否定するが, 病気である可能性は認める, 例えば「私はどこも悪いところはないと思います, でも他の人には悪く見えるようです」) ☐ 2. 病気であることを全く認めない (病気であることを完全に否定する, 例えば「私はうつ病ではありません；私は元気です」)	NONE
NONE	**29. 対人関係の過敏性** ☐ 0. 他の人から拒否される, 軽視される, 非難される, 傷つけられると感じやすいことは全くない ☐ 1. 他の人から拒否される, 軽視される, 非難される, 傷つけられると時々感じる ☐ 2. 他の人から拒否される, 軽視される, 非難される, 傷つけられるとしばしば感じるが, 社会的・職業的機能にはほとんど影響しない ☐ 3. 他の人から拒否される, 軽視される, 非難される, 傷つけられるとしばしば感じ, このため社会的・職業的機能に支障を来たしている
17項目版ハミルトンうつ病評価尺度の合計得点：	30項目のIDSスコアの合計得点：

STAR*D版 SIGH-D

(HAM-D/IDS-C併用評価用構造化面接日本語版からの抽出版)
ver.1.1

日本語版翻訳：稲田 俊也, 佐藤 康一, 山本 暢朋, 瀧村 剛, 稲田 貴子, 稲垣 中, 中根 允文

日本精神科評価尺度研究会2009年9月発行のCDより許可を得て転載

SIGH-D

STAR*D版 SIGH-D
（HAM-D/IDS-C併用評価用構造化面接日本語版からの抽出版）ver.1.1

Structured Interview Guide for Hamilton Depression Rating Scale (SIGH-D), the extracted version from the Structured Interview Guide for Combined Rating of HAM-D (Hamilton Depression Rating Scale) and IDS-C (Inventory of Depressive Symptomatology - Clinician Rated), the Japanese version 1.0.

評価日：　　　　年　　　月　　　日

患者：　　　　　　　　　　　　　　　　17項目版ハミルトンうつ病評価尺度の合計得点：

評価者：　　　　　　　　　　　　　　　21項目版ハミルトンうつ病評価尺度の合計得点：

STRUCTURED INTERVIEW GUIDE FOR THE HAMILTON DEPRESSION RATING SCALE (SIGH-D)

Janet B. W. Williams, D.S.W. 著

　この面接指針は，ハミルトンうつ病評価尺度 (Hamilton, Max: A rating scale for depression. J Neurol Neurosurg Psychiat 23:56–61, 1960) に基づいている。アンカーポイントに関する記載は，ECDEU 評価手引 (Guy, William, ECDEU Assessment Manual for Psychopharmacology, Revised 1976, DHEW Publication No. (ADM) 76-338) に，若干の修正を加えて引用している。SIGH-D の信頼性試験に関しては，別に報告 (Williams, JBW: A structured interview guide for the Hamilton Depression Rating Scale. Arch Gen Psychiatry 45:742-747, 1988) されている。

　Copyright©1988, 1992, 1996.　著作権は保護されている。研究者及び臨床家の使用に限り複製を許可する。

INVENTORY OF DEPRESSIVE SYMPTOMATOLOGY - CLINICIAN RATED (IDS-C)

Rush, A.J., Gullion, C.M., Basco, M.R., Jarrett, R.B. and Trivedi, M.H.
The Inventory of Depressive Symptomatology (IDS): Psychometric properties. Psychological Medicine, 26:477-486, 1996

IDS-C 日本語版：稲田 俊也，佐藤 康一，山本 暢朋，瀧村 剛，稲田 貴子，稲垣 中 (2009)

面接者の留意事項

　各項目の最初の質問（**太字**で表示）は，記載通り正確に行う必要がある。続く質問は，症状を詳細に検索し，補足的に明確にするために用意されている。各項目を，確信を持って評価するために，十分な情報が得られるまで，明記された質問を追加する。必要な情報を得るためには，独自の質問を追加しても差し支えない。明記された質問に対する回答が，既に明らかな場合には，（例えば，「……とおっしゃいましたね」などと）被験者に情報を確認した上で，評価し，次を続けることで充分である。各項目への最終的な評点には，症状の重症度および頻度の，評価とバランスを反映させる。

　慢性的な症状をもつ患者は，正常な時期を特定できなかったり，「うつ状態」が通常の状態であると述べたりするかもしれない。こうした患者において，うつ状態を「正常」（すなわち 0 点）とは評価しない。

Instruments Combined by Kenneth A. Kobak, Janet B.W. Williams, and A. John Rush
SIGH-D/IDS-C併用 日本語版：稲田 俊也，佐藤 康一，山本 暢朋，瀧村 剛，稲田 貴子，稲垣 中，中根 允文
SIGH-D / IDS-C併用版から抽出されたSIGH-Dは，SIGH-D Williams版に修正が加えられたものであり，IDS-Cとともに山本ら(2009)によってその信頼性が確立されている。

SIGH-D

◆ **質問事項**

<面接開始にあたって> この1週間（のあなたの状態）について，いくつかお聞きしたいと思います。先週（前回の診察）以降，気分はいかがでしたか。
「外来患者」の場合：仕事をしていましたか。「いいえ」の場合：どうしてですか。

....

この1週間，（気分が概ね良い時と比べて），気分はどうでしたか。

気分が沈んだり，憂うつになったりしましたか。悲しくなったり，絶望的になったりしましたか。自分はふがいないとか，自分には価値がないとか，感じましたか。
「はい」の場合：その気分がどのようなものだったか表現できますか。どのくらい悪かったですか。

そもそも，泣いてしまったことがありましたか。

先週，どのくらいの頻度で，そのような気分になりましたか（自己評価で）。毎日でしたか，1日中続きましたか。

◆ **アンカーポイント**　　当てはまる評点にチェックをしてください。

1. 抑うつ気分(悲しみ, 絶望的, ふがいなさ, 無価値感)　　**Depressed Mood** (sadness, hopeless, helpless, worthless)

☐ 0. なし
☐ 1. 質問をされた時のみ示される (一時的, 軽度のうつ状態)
☐ 2. 自ら言葉で訴える (持続的, 軽度から中等度のうつ状態)
☐ 3. 言葉を使わなくとも伝わる（例えば，表情・姿勢・声・涙もろさ）(持続的, 中等度から重度のうつ状態)
☐ 4. 言語的にも，非言語的にも，事実上こうした気分の状態のみが，自然に表現される (持続的, 極めて重度のうつ状態, 希望のなさや涙もろさが顕著)

評点が1－4であれば，次のように尋ねること：　　そのような気分は，どのくらい続いていますか。

....

◆ **質問事項**

何か悪いことをしてしまったとか，他の人をがっかりさせてしまったと思って，この1週間，自分を責めましたか。
「はい」の場合：何を考えていたのですか。そう考えることは，普段よりも多かったですか。

この1週間，自分に対する評価が下がったことに気づきましたか。他の人と比較したら，あなたは一個人として自分の価値をどのように評価しますか。

自分がしたことや，しなかったことについて，罪悪感を感じましたか。かなり前に起きた出来事についてはいかがですか。

自分が罰せられていると感じますか。

自分自身のせいで，この病気（うつ病）になってしまったと考えているのですか。

（先週，何か声が聞こえてきたり，幻が見えたことがありましたか。「はい」の場合：それについて話してください。）

◆ **アンカーポイント**　　当てはまる評点にチェックをしてください。

2. 罪責感　**Feelings of Guilt**

☐ 0. なし
☐ 1. 自己非難, 他人をがっかりさせたという思い (生産性の低下に対する自責感のみ)
☐ 2. 過去の過ちや罪深い行為に対する, 罪責観念や思考の反復 (罪責, 後悔, あるいは恥の感情)
☐ 3. 現在の病気は自分への罰であると考える, 罪責妄想 (重度で広範な罪責感)
☐ 4. 非難や弾劾するような声が聞こえ，そして(あるいは)脅されるような幻視を体験する

2

SIGH-D

◆ **質問事項**

この1週間，生きる価値がないと思ったことがありましたか。死んでしまった方がましだとか，死ねたらとか，考えたりしましたか。自分を傷つけたり，自殺することを思いつきましたか。
「はい」の場合：どのようなことを考えましたか。

そのような考えは，どのくらいの頻度で浮かんできましたか。どのくらい，続きましたか。先週1週間に（自殺の）計画を思いつきましたか。

自分を傷つけようと何かを試みたり，人生を終わらせる何らかの手段をとりましたか。

◆ **アンカーポイント**　当てはまる評点にチェックをしてください。

3. 自殺　Suicide

☐ 0. なし
☐ 1. 生きる価値がないと感じる
☐ 2. 死ねたらという願望，または自己の死の可能性を考える
☐ 3. 自殺念慮，自殺をほのめかす行動をとる
☐ 4. 自殺を企図する

◆ **質問事項**

では，睡眠についてお聞きします。この病気になる前には，普段何時頃に眠りについて，何時頃に目覚めましたか。

この1週間，何時頃に寝つき，何時頃に目覚めましたか。

夜，寝始める時，寝つくのに何か問題がありましたか。（寝床に入って寝つくまでに，どのくらい時間がかかりましたか。）

寝つきが悪かったのは，この1週間に何日ありましたか。

◆ **アンカーポイント**　当てはまる評点にチェックをしてください。

4. 入眠障害（睡眠初期の障害）　Insomnia Early (Initial Insomnia)

☐ 0. 入眠困難はない
☐ 1. 時々寝つけない，と訴える *(すなわち，30分以上，週に2-3日)*
☐ 2. 夜ごと寝つけない，と訴える *(すなわち，30分以上，週に4日以上)*

SIGH-D

◆ **質問事項**

この1週間，夜中に目が覚めてしまったことがありましたか。
「はい」の場合：寝床から出てしまいましたか。何をしましたか。（トイレに行くだけでしたか。）

寝床に戻った時に，すぐに眠れましたか。

どのくらい目が覚めていましたか。

今週，こうした問題は，何日ありましたか。

不眠がない場合：睡眠が不安定だったり，妨げられたことが何日かありましたか。

◆ **アンカーポイント**　　当てはまる評点にチェックをしてください。

5. 熟眠障害　　Insomnia Middle

- □ 0. 熟眠困難はない
- □ 1. 夜間，睡眠が不安定で，妨げられると訴える *（または，時々，すなわち週に2-3日，夜中に30分以上覚醒している）*
- □ 2. 夜中に目が覚めてしまう —— トイレ以外で，寝床から出てしまういかなる場合も含む *（しばしば，すなわち週に4日以上，夜中に30分以上覚醒している）*

・・・

◆ **質問事項**

この1週間，一番遅かった時で，朝何時に起きましたか。
「起床が早い」場合：目覚まし時計で目を覚ましましたか。それとも，自然に目が覚めましたか。いつもは（すなわち，気分が良い時は）何時に起きていましたか。

この1週間，何回，朝早く目が覚めましたか。

再び眠りにつくことができましたか。

◆ **アンカーポイント**　　当てはまる評点にチェックをしてください。

6. 早朝睡眠障害（睡眠末期の障害）　Insomnia Late (Terminal Insomnia)

- □ 0. 早朝睡眠に困難はない
- □ 1. 早朝に目が覚めるが，再び寝つける *（時々，すなわち，週に2-3日，早朝に30分以上目が覚める）*
- □ 2. 一度起き出すと，再び寝つくことはできない *（しばしば，すなわち，週に4日以上，早朝に30分以上目が覚める）*

SIGH-D

◆ **質問事項**

この1週間，（働いていない時に）あなたはどのように過ごしていましたか。

それはあなたにとっては普通のことですか。

（それらの事を）するのに，興味を感じましたか。それとも，それらのことをするのに，無理をしなければならなかったと感じていますか。

日常活動を行うための，関心や意欲の程度はどうでしたか。

普段していたことで，やめてしまったことが何かありますか（趣味についてはどうですか）。「はい」の場合：なぜ，やめたのですか。

興味のあることに，1日何時間くらい時間を費やしますか。

楽しみにしていることは，何かありますか。

この1週間，何か愉快なことはありましたか。
「いいえ」の場合：何かあなたが楽しめたことはありましたか（食事，映画，友人と過ごす時間等）。
「はい」の場合：普段と同じ程度に楽しさを実感できましたか。

（自宅または自宅外で）仕事をしている場合：いつもと同じくらい（仕事が）できましたか。

◆ **アンカーポイント**　当てはまる評点にチェックをしてください。

7. 仕事と活動　Work and Activities

☐ 0. 困難なくできる
☐ 1. 活動，仕事，あるいは趣味に関連して，それができない，疲れる，弱気であるといった思いがある *(興味や喜びは軽度減退しているが，機能障害は明らかではない)*
☐ 2. 活動・趣味・仕事に対する興味の喪失 ── 患者が直接訴える，あるいは，気乗りのなさ，優柔不断，気迷いから間接的に判断される *(仕事や活動をするのに無理せざるを得ないと感じる；興味や喜び，機能は明らかに減退している)*
☐ 3. 活動に費やす実時間の減少，あるいは生産性の低下 *(興味や喜び，機能の深刻な減退)*
☐ 4. 現在の病気のために，働くことをやめた *(病気のために仕事あるいは主要な役割を果たすことができない，そして興味も完全に喪失している)*

・・

◆ **質問事項**

面接中の観察のみに基づく評価

◆ **アンカーポイント**　当てはまる評点にチェックをしてください。

8. 精神運動抑制 *(思考・発話の遅鈍；集中困難；運動機能の低下)*
Retardation (slowness of thought and speech; impaired ability to concentrate; decreased motor activity)

☐ 0. 発話・思考は正常である
☐ 1. 面接時に軽度の遅滞が認められる *(または，軽度の精神運動抑制)*
☐ 2. 面接時に明らかな遅滞が認められる *(すなわち，中等度，面接はいくらか困難；話は途切れがちで，思考速度は遅い)*
☐ 3. 面接は困難である *(重度の精神運動抑制，話はかなり長く途切れてしまい，面接は非常に困難)*
☐ 4. 完全な昏迷 *(極めて重度の精神運動抑制；昏迷；面接はほとんど不可能)*

SIGH-D

◆ **質問事項**

面接中の観察のみに基づく評価

◆ **アンカーポイント**　当てはまる評点にチェックをしてください。

9. 精神運動激越　Agitation

☐ 0. なし *(正常範囲内の動作)*
☐ 1. そわそわする
☐ 2. 手や髪などをいじくる
☐ 3. 動き回る，じっと座っていられない
☐ 4. 手を握りしめる，爪を噛む，髪を引っ張る，唇を噛む *(面接は不可能)*

....

◆ **質問事項**

この1週間，特に緊張したり，イライラしていましたか。
「はい」の場合：それは，普段感じる以上のものでしたか。

異常に人と論争してみたくなったり，我慢ができなくなったりしましたか。

些細なことや，普段なら心配しないようなことを，あれこれ悩んでいましたか。
「はい」の場合：例えば，どんなふうに悩んでいましたか。

◆ **アンカーポイント**　当てはまる評点にチェックをしてください。

10. 不安，精神症状　Anxiety, Psychic

☐ 0. 問題なし
☐ 1. 主観的な緊張とイライラ感 *(軽度, 一時的)*
☐ 2. 些細な事柄について悩む *(中等度, 多少の苦痛をもたらす；あるいは実在する問題に過度に悩んでいる)*
☐ 3. 心配な態度が顔つきや話し方から明らかである *(重度；不安のために機能障害が生じている)*
☐ 4. 疑問の余地なく恐怖が表出されている *(何もできない程の症状)*

SIGH-D

◆ 質問事項

この1週間，次にあげるような身体症状があれば話して下さい。（リストを読み上げること）

　　消化器系：　口渇，腹が張る，消化不良，便秘，下痢，胃けいれん，げっぷ，頻尿
　　心・循環系：動悸，頭痛
　　呼吸器系：過呼吸，ため息，呼吸困難，発汗
　　その他：震え，耳鳴り，視界のぼやけ，ほてりや冷感，胸痛

存在すると認められた各症状について：
先週，どのくらい（その症状に）煩わされましたか。（どのくらいひどかったですか。何回ぐらい，あるいはどのくらいの頻度で，その症状がありましたか。）

注意：既存の身体的状況と明らかに関係のある症状は評価しないこと。

◆ アンカーポイント　　当てはまる評点にチェックをしてください。

11. 不安, 身体症状　　Anxiety, Somatic

☐ 0. なし
☐ 1. 軽度 *(症状は時々出現するのみ, 機能の障害はない, わずかな苦痛)*
☐ 2. 中等度 *(症状はより持続する, 普段の活動に多少の支障をきたす, 中等度の苦痛)*
☐ 3. 重度 *(顕著な機能の障害)*
☐ 4. 何もできなくなる

・・・

◆ 質問事項

この1週間，食欲はいかがでしたか。普段の食欲と比べて，どうでしたか。
「減った」場合：どの程度，減りましたか。
食べるのに，無理をしなければなりませんでしたか。

食べるのに，誰かに促されなければなりませんでしたか。（食事をとるのを抜きましたか。）

◆ アンカーポイント　　当てはまる評点にチェックをしてください。

12. 身体症状, 消化器系　　Somatic Symptoms Gastrointestinal

☐ 0. なし
☐ 1. 食欲はないが, 促されなくても食べている *(普段より食欲はいくらか低下)*
☐ 2. 促されないと食事摂取が困難 *(あるいは, 無理して食べなければならないかどうかに関わらず, 食欲は顕著に低下している)*

SIGH-D

◆ **質問事項**

この1週間，元気に過ごせましたか。
元気でない場合：疲れを感じていましたか。（それは，何回ぐらいありましたか。どのくらいひどいものでしたか。）

今週，どこか痛いところがありましたか。（背部痛，頭痛，筋肉痛はどうですか。）
何回ぐらいありましたか。どのくらいひどいものでしたか。

この1週間，手足に鉛のおもりをつけているような，身体の重くなる感じがしましたか。何日間くらいですか。何回ぐらいありましたか。このような症状は，日常活動の妨げになりましたか。

◆ **アンカーポイント** 　当てはまる評点にチェックをしてください。

13. 身体症状，一般的　Somatic Symptoms General

☐ 0.　なし
☐ 1.　手足や背中，あるいは頭の重苦しさ。背部痛，頭痛，筋肉痛。元気のなさや易疲労性 *(普段より気力はいくらか低下；軽度で一時的な，気力の喪失や筋肉の痛み／重苦しさ)*
☐ 2.　何らかの明白な症状 *(持続的で顕著な，気力の喪失や筋肉の痛み／重苦しさ)*

・・

◆ **質問事項**

時々，憂うつな気分や不安に伴って，性に対する関心がなくなってしまうことがあります。この1週間，性に対する関心はいかがでしたか。（実際の性的活動についてではなく，性に対する関心について訊いています。）

今週，性については，何か考えましたか。

（気分が概ね良かった時と比べて，）性に対する関心に何か変化が，ありましたか。
「はい」の場合：気分が良い時と比べて，性的関心の低下は，あなたにとって，普通ではないことですか。（性に対する関心は，ほんの少し減ったのですか，かなり減ったのですか）

◆ **アンカーポイント** 　当てはまる評点にチェックをしてください。

14. 生殖器症状 (性欲の減退, 月経障害など)　Genital Symptoms (such as loss of libido, menstrual disturbances)

☐ 0.　なし
☐ 1.　軽度 *(普段よりいくらか関心が低下)*
☐ 2.　重度 *(普段よりかなり関心が低下)*

SIGH-D

◆ **質問事項**

この1週間，(普段の考え方と比べて)どのくらい，自分の身体的な健康状態や，身体の働きを気にしていましたか。
(身体的な病気ではないか，あるいは身体的な病気になってしまうのではないかと，かなり心配していましたか。実際に，そのような考えにとらわれていましたか。)

自分の身体的な不調をよく訴えていましたか。

実際には自分でできることにまで，助けを求めましたか。
「はい」の場合：例えば，どのような事柄でしたか。そのようなことは何回くらい起こりましたか。

◆ **アンカーポイント**　　当てはまる評点にチェックをしてください。

15. 心気症　Hypochondriasis

□ 0. なし (不適切な心配はない，あるいは完全に安心できる)
□ 1. 体のことが気がかりである (自分の健康に関する多少の不適切な心配，または大丈夫だと言われているにも関わらず，わずかに心配している)
□ 2. 健康にこだわっている (しばしば自身の健康に対し過剰に心配する，あるいは医学的に大丈夫だと明言されているにも関わらず，特別な病気があると思い込んでいる)
□ 3. 訴えや助けを求めること等が頻繁にみられる (医師が確認できていない身体的問題があると確信している；身体的な健康についての誇張された，現実的でない心配)
□ 4. 心気妄想 (例えば，体の一部が衰え，腐ってしまうと感じる，など；外来患者ではまれである)

．．

◆ **質問事項**

この病気(うつ病)になってから，体重が減りましたか。
「はい」の場合：この1週間で体重が減りましたか。(それは気分が憂うつだったり，落ち込んだりしたせいですか。) どのくらい減りましたか。
「不確実」な場合：衣類が緩くなったと思いますか。

「2度目以降の評価」では：体重はいくらか元に戻りましたか。

◆ **アンカーポイント**　　当てはまる評点にチェックをしてください。

16. この1週間の体重減少　Loss Of Weight Within The Last Week

現病歴による評価の場合：

□ 0. 体重減少なし，あるいは今回の病気による減少ではない
□ 1. 今回のうつ病により，おそらく体重が減少している
□ 2. (患者によると)うつ病により，明らかに体重が減少している

SIGH-D

◆ **質問事項**

面接中の観察に基づく評価

◆ **アンカーポイント**　当てはまる評点にチェックをしてください。

17. 病識　Insight

☐ 0. うつ状態であり病気であることを認める，または現在うつ状態でない
☐ 1. 病気であることを認めるが，原因を粗食，働き過ぎ，ウィルス，休息の必要性などのせいにする（病気を否定するが，病気である可能性は認める，例えば「私はどこも悪いところはないと思います，でも他の人には悪く見えるようです」）
☐ 2. 病気であることを全く認めない（病気であることを完全に否定する，例えば「私はうつ病ではありません；私は元気です」）

・・

17項目版ハミルトンうつ病評価尺度の合計得点：＿＿＿＿＿＿

・・

◆ **質問事項**

この1週間，1日のうち特定の時間，例えば朝とか夕方に，より調子が悪いとか，あるいは調子がよいと感じることがありましたか。
変動がある場合：（朝あるいは夕方に）どの程度調子が悪いと感じますか。
不確実な場合：調子が悪いのは少しだけですか。それともかなり多いですか。

◆ **アンカーポイント**　当てはまる評点にチェックをしてください。

18. 日内変動　Diurnal Variation

A. 症状が悪化するのは朝方なのか夕方なのかを記録し，日内変動のない場合は「なし」にマークする。

☐ 0. なし
☐ 1. 午前に悪い
☐ 2. 午後に悪い

B. 日内変動がある場合，変動の程度をマークする。

☐ 0. なし
☐ 1. 軽度
☐ 2. 重度

SIGH-D

◆ **質問事項**

この1週間，全てのことが現実ではない，夢の中にいる，他の人との関係が奇妙に絶たれているといった感じが突然生じたことがありましたか。
現実感覚を失っているような感じはありましたか。
「はい」の場合：それは，どのくらいひどかったですか。この1週間，そのようなことはどのくらい頻繁に起こりましたか。

◆ **アンカーポイント**　当てはまる評点にチェックをしてください。

19. 現実感喪失・離人症（非現実感,虚無的な考えなど）
Depersonalization and Derealization (such as feelings of unrealilt and nihilistic ideas)

☐ 0. なし
☐ 1. 軽度
☐ 2. 中等度
☐ 3. 重度
☐ 4. 何もできなくなる

・・・

◆ **質問事項**

この1週間，誰かがあなたを辛い目に遭わす，あるいは傷つけようとしていると思ったことがありましたか。
あなたの居ないところで何か噂されていますか。
「はい」の場合：それについて話してください。

◆ **アンカーポイント**　当てはまる評点にチェックをしてください。

20. 妄想症状　Paranoid Symptoms

☐ 0. なし
☐ 1. 疑念をもっている
☐ 2. 関係念慮
☐ 3. 被害関係妄想

・・・

◆ **質問事項**

この1週間，戸締まりを何度も確認したり，繰り返し手を洗うなど，何度も何度も繰り返して行わざるを得なかったことがありましたか。
「はい」の場合：例を挙げてみてください。

あなたにとっては道理にかなっていないことなのに，何度も繰り返し頭に浮かんでくるような考えはありましたか。
「はい」の場合：例を挙げてみてください。

◆ **アンカーポイント**　当てはまる評点にチェックをしてください。

21. 強迫症状　Obsessional and Compulsive Symptoms

☐ 0. なし
☐ 1. 軽度
☐ 2. 重度

・・・

21項目版ハミルトンうつ病評価尺度の合計得点：

SIGH-D

STAR*D版 SIGH-D (HAM-D/IDS-C併用評価用構造化面接日本語版からの抽出版) 全項目評価用紙

評価日：　　　年　　月　　日　　患者：　　　　　　　　　　評価者：

当てはまるアンカーポイントにチェックをしてください。

1. 抑うつ気分(悲しみ, 絶望的, ふがいなさ, 無価値感)
- □ 0. なし
- □ 1. 質問をされた時のみ示される (一時的, 軽度のうつ状態)
- □ 2. 自ら言葉で訴える (持続的, 軽度から中等度のうつ状態)
- □ 3. 言葉を使わなくとも伝わる (例えば, 表情・姿勢・声・涙もろさ) (持続的, 中等度から重度のうつ状態)
- □ 4. 言語的にも, 非言語的にも, 事実上こうした気分の状態のみが, 自然に表現される (持続的, 極めて重度のうつ状態, 希望のなさや涙もろさが顕著)

2. 罪責感
- □ 0. なし
- □ 1. 自己非難, 他人をがっかりさせたという思い (生産性の低下に対する自責感のみ)
- □ 2. 過去の過ちや罪深い行為に対する, 罪責観念や思考の反復 (罪責, 後悔, あるいは恥の感情)
- □ 3. 現在の病気は自分への罰であると考える, 罪責妄想 (重度で広範な罪責感)
- □ 4. 非難や弾劾するような声が聞こえ, そして(あるいは)脅されるような幻視を体験する

3. 自殺
- □ 0. なし
- □ 1. 生きる価値がないと感じる
- □ 2. 死ねたらという願望, または自己の死の可能性を考える
- □ 3. 自殺念慮, 自殺をほのめかす行動をとる
- □ 4. 自殺を企図する

4. 入眠障害(睡眠初期の障害)
- □ 0. 入眠困難はない
- □ 1. 時々寝つけない, と訴える (すなわち, 30分以上, 週に2-3日)
- □ 2. 夜ごと寝つけない, と訴える (すなわち, 30分以上, 週に4日以上)

5. 熟眠障害
- □ 0. 熟眠困難はない
- □ 1. 夜間, 睡眠が不安定で, 妨げられると訴える (または, 時々, すなわち週に2-3日, 夜中に30分以上覚醒している)
- □ 2. 夜中に目が覚めてしまう—トイレ以外で, 寝床から出てしまういかなる場合も含む (しばしば, すなわち週に4日以上, 夜中に30分以上覚醒している)

6. 早朝睡眠障害(睡眠末期の障害)
- □ 0. 早朝睡眠に困難はない
- □ 1. 早朝に目が覚めるが, 再び寝つける (時々, すなわち, 週に2-3日, 早朝に30分以上目が覚める)
- □ 2. 一度起き出すと, 再び寝つくことはできない (しばしば, すなわち, 週に4日以上, 早朝に30分以上目が覚める)

7. 仕事と活動
- □ 0. 困難なくできる
- □ 1. 活動, 仕事, あるいは趣味に関連して, それができない, 疲れる, 弱気であるといった思いがある (興味や喜びは軽度減退しているが, 機能障害は明らかではない)
- □ 2. 活動・趣味・仕事に対する興味の喪失—患者が直接訴える, あるいは, 気乗りのなさ, 優柔不断, 気迷いから間接的に判断される (仕事や活動をするのに無理せざるを得ないと感じる; 興味や喜び, 機能は明らかに減退している)
- □ 3. 活動に費やす実時間の減少, あるいは生産性の低下 (興味や喜び, 機能の深刻な減退)
- □ 4. 現在の病気のために, 働くことをやめた (病気のために仕事あるいは主要な役割を果たすことができない, そして興味も完全に喪失している)

8. 精神運動抑制(思考・発話の遅鈍；集中困難；運動機能の低下)
- □ 0. 発話・思考は正常である
- □ 1. 面接時に軽度の遅滞が認められる (または, 軽度の精神運動抑制)
- □ 2. 面接時に明らかな遅滞が認められる (すなわち, 中等度, 面接はいくらか困難；話は途切れがち, 思考速度は遅い)
- □ 3. 面接は困難である (重度の精神運動抑制, 話はかなり長く途切れてしまい, 面接は非常に困難)
- □ 4. 完全な昏迷 (極めて重度の精神運動抑制；昏迷；面接はほとんど不可能)

9. 精神運動激越
- □ 0. なし (正常範囲内の動作)
- □ 1. そわそわする
- □ 2. 手や髪などをいじくる
- □ 3. 動き回る, じっと座っていられない
- □ 4. 手を握りしめる, 爪を噛む, 髪を引っ張る, 唇を噛む (面接は不可能)

10. 不安, 精神症状
- □ 0. 問題なし
- □ 1. 主観的な緊張とイライラ感 (軽度, 一時的)
- □ 2. 些細な事柄について悩む (中等度, 多少の苦痛をもたらす；あるいは実在する問題に過度に悩んでいる)
- □ 3. 心配な態度が顔つきや話し方から明らかである (重度；不安のために機能障害が生じている)
- □ 4. 疑問の余地なく恐怖が表出されている (何もできない程の症状)

11. 不安, 身体症状
- □ 0. なし
- □ 1. 軽度 (症状は時々出現するのみ, 機能の障害はない, わずかな苦痛)
- □ 2. 中等度 (症状はより持続する, 普段の活動に多少の支障をきたす, 中等度の苦痛)
- □ 3. 重度 (顕著な機能の障害)
- □ 4. 何もできなくなる

12. 身体症状, 消化器系
- □ 0. なし
- □ 1. 食欲はないが, 促されなくても食べている (普段より食欲はいくらか低下)
- □ 2. 促されないと食事摂取が困難 (あるいは, 無理して食べなければならないかどうかに関わらず, 食欲は顕著に低下している)

13. 身体症状, 一般的
- □ 0. なし
- □ 1. 手足や背中, あるいは頭の重苦しさ。背部痛, 頭痛, 筋肉痛。元気のなさや易疲労性 (普段より気力はいくらか低下；軽度で一時的な, 気力の喪失や筋肉の痛み／重苦しさ)
- □ 2. 何らかの明白な症状 (持続的で顕著な, 気力の喪失や筋肉の痛み／重苦しさ)

14. 生殖器症状(性欲の減退, 月経障害など)
- □ 0. なし
- □ 1. 軽度 (普段よりいくらか関心が低下)
- □ 2. 重度 (普段よりかなり関心が低下)

15. 心気症
- □ 0. なし (不適切な心配はない, あるいは完全に安心できる)
- □ 1. 体のことが気がかりである (自分の健康に関する多少の不適切な心配, または大丈夫だと言われているにも関わらず, わずかに心配している)
- □ 2. 健康にこだわっている (しばしば自身の健康に対し過剰に心配する, あるいは医学的に大丈夫だと明言されているにも関わらず, 特別な病気があると思い込んでいる)
- □ 3. 訴えや助けを求めること等が頻繁にみられる (医師が確認できていない身体的な問題があると確信している；身体的な健康についての誇張された, 現実的でない心配)
- □ 4. 心気妄想 (例えば, 体の一部が衰え, 腐ってしまうと感じる, など；外来患者ではまれである)

16. この1週間の体重減少
現病歴による評価の場合：
- □ 0. 体重減少なし, あるいは今回の病気による減少ではない
- □ 1. 今回のうつ病により, おそらく体重が減少している
- □ 2. (患者によると)うつ病により, 明らかに体重が減少している

17. 病識
- □ 0. うつ状態であり病気であることを認める, または現在うつ状態でない
- □ 1. 病気であることを認めるが, 原因を粗食, 働き過ぎ, ウィルス, 休息の必要性などのせいにする (病気を否定するが, 病気である可能性は認める, 例えば「私はどこも悪いところはないと思います, でも他の人には悪く見えるようです」)
- □ 2. 病気であることを全く認めない (病気であることを完全に否定する, 例えば「私はうつ病ではありません；私は元気です」)

17項目版ハミルトンうつ病評価尺度の合計得点：＿＿＿＿＿＿

18. 日内変動 Diurnal Variation
A. 症状が悪化するのは朝方なのか夕方なのかを記録し, 日内変動のない場合は「なし」にマークする。
- □ 0. なし
- □ 1. 午前に悪い
- □ 2. 午後に悪い

B. 日内変動がある場合, 変動の程度をマークする。
- □ 0. なし
- □ 1. 軽度
- □ 2. 重度

19. 現実感喪失・離人症(非現実感, 虚無的な考えなど)
- □ 0. なし
- □ 1. 軽度
- □ 2. 中等度
- □ 3. 重度
- □ 4. 何もできなくなる

20. 妄想症状
- □ 0. なし
- □ 1. 疑念をもっている
- □ 2. 関係念慮
- □ 3. 被害関係妄想

21. 強迫症状
- □ 0. なし
- □ 1. 軽度
- □ 2. 重度

21項目版ハミルトンうつ病評価尺度の合計得点：＿＿＿＿＿＿

SIGH-D

STAR*D版 SIGH-D （HAM-D/IDS-C併用評価用構造化面接日本語版からの抽出版）評点まとめ

評価日： 　年　　月　　日　　患者：　　　　　　　　　　　評価者：

[**H**；HAM-D / IDS-C併用版からの抽出版の面接順序（Hamilton-originalの面接順序と同じ），**S**；Williams版の面接順序）]

H	S	評価項目	評点	配分
01	01	抑うつ気分(悲しみ,絶望的,ふがいなさ,無価値感)		0-4
02	10	罪責感		0-4
03	11	自殺		0-4
04	06	入眠障害（睡眠初期の障害）		0-2
05	07	熟眠障害		0-2
06	08	早朝睡眠障害（睡眠末期の障害）		0-2
07	02	仕事と活動		0-4
08	16	精神運動抑制(思考・発話の遅鈍；集中困難；運動機能の低下)		0-4
09	17	精神運動激越		0-4
10	12	不安,精神症状		0-4
11	13	不安,身体症状		0-4
12	04	身体症状,消化器系		0-2
13	09	身体症状,一般的		0-2
14	03	生殖器症状(性欲の減退,月経障害など)		0-2
15	14	心気症		0-4
16	05	この1週間の体重減少		0-2
17	15	病識		0-2
		17項目版ハミルトンうつ病評価尺度の合計得点		(0-52)
18	18	日内変動 A		0-2
		日内変動 B *		0-2
19	19	現実感喪失・離人症(非現実感,虚無的な考えなど)		0-4
20	20	妄想症状		0-3
21	21	強迫症状		0-2
		21項目版ハミルトンうつ病評価尺度の合計得点		(0-63)

*「日内変動」についてはB (0-2)のみを評価する

自己記入式
簡易抑うつ症状尺度 日本語版

ver.1.0

日本語版翻訳：藤澤 大介, 中川 敦夫, 田島 美幸, 佐渡 充洋, 菊地 俊暁, 射場 麻帆, 渡邉 義信, 山口 洋介, 舳松 克代, 衛藤 理砂, 花岡 素美, 吉村 公雄, 大野 裕

日本精神科評価尺度研究会2009年9月発行のCDより許可を得て転載

自己記入式簡易抑うつ症状尺度 日本語版
QUICK INVENTORY OF DEPRESSIVE SYMPTOMATOLOGY (SELF-REPORT) (QIDS-SR-J)

最近7日間のあなたの状態に最も近いものに、項目ごとに一つ、○をつけてください。

1. 寝つき
- ☐ 0. 問題ない（または、寝つくのに30分以上かかったことは一度もない）
- ☐ 1. 寝つくのに30分以上かかったこともあるが、（1週間の）半分以下である
- ☐ 2. 寝つくのに30分以上かかったことが、（1週間の）半分以上ある
- ☐ 3. 寝つくのに60分以上かかったことが、（1週間の）半分以上ある

2. 夜間の睡眠
- ☐ 0. 問題ない（または、夜間に目が覚めたことはない）
- ☐ 1. 落ち着かない、浅い眠りで、何回か短く目が覚めたことがある
- ☐ 2. 毎晩少なくとも1回は目が覚めるが、難なくまた眠ることができる
- ☐ 3. 毎晩1回以上目が覚め、そのまま20分以上眠れないことが、（1週間の）半分以上ある

3. 早く目が覚めすぎる
- ☐ 0. 問題ない（または、ほとんどの場合、目が覚めるのは、起きなくてはいけない時間の、せいぜい30分前である）
- ☐ 1. 週の半分以上、起きなくてはならない時間より30分以上早く目が覚める
- ☐ 2. ほとんどいつも、起きなくてはならない時間より1時間以上早く目が覚めてしまうが、最終的にはまた眠ることができる
- ☐ 3. 起きなくてはならない時間よりも1時間以上早く起きてしまい、もう一度眠ることができない

4. 眠りすぎる
- ☐ 0. 問題ない（または、夜間7－8時間以上眠ることはなく、日中に昼寝をすることもない）
- ☐ 1. 24時間のうち、眠っている時間は、昼寝を含めて10時間ほどである
- ☐ 2. 24時間のうち、眠っている時間は、昼寝を含めて12時間ほどである
- ☐ 3. 24時間のうち、昼寝を含めて12時間以上眠っている

5. 悲しい気持ち
- ☐ 0. 悲しいとは思わない
- ☐ 1. 悲しいと思うことは、半分以下の時間である
- ☐ 2. 悲しいと思うことが、半分以上の時間ある
- ☐ 3. ほとんどすべての時間、悲しいと感じている

6. 食欲低下
- ☐ 0. 普段の食欲と変わらない（または、普段より食べる量が多い）
- ☐ 1. 普段よりいくぶん食べる回数が少ないか、量が少ない
- ☐ 2. 普段よりかなり食べる量が少なく、食べるよう努めないといけない
- ☐ 3. まる1日（24時間）ほとんどものを食べず、食べるのは、極めて強く食べようと努めたり、誰かに食べるよう説得されたときだけである

7. 食欲増進
- ☐ 0. 普段の食欲と変わらない（または、普段より食べる量が少ない）
- ☐ 1. 普段より頻回に食べないといけないように感じる
- ☐ 2. 普段と比べて、常に食べる回数が多かったり量が多かったりする
- ☐ 3. 食事の時も、食事と食事の間も、食べ過ぎる衝動にかられている

8. 体重減少（最近2週間で）
- ☐ 0. 体重は変わっていない（または、増えた）
- ☐ 1. 少し体重が減った気がする
- ☐ 2. 1キロ以上やせた
- ☐ 3. 2キロ以上やせた

9. 体重増加（最近2週間で）
- ☐ 0. 体重は変わっていない（または、減った）
- ☐ 1. 少し体重が増えた気がする
- ☐ 2. 1キロ以上太った
- ☐ 3. 2キロ以上太った

QIDS-SR

自己記入式簡易抑うつ症状尺度 日本語版
QUICK INVENTORY OF DEPRESSIVE SYMPTOMATOLOGY (SELF-REPORT) (QIDS-SR-J)

最近7日間のあなたの状態に最も近いものに、項目ごとに一つ、〇をつけてください。

10. 集中力／決断
- ☐ 0. 集中力や決断力は普段と変わらない
- ☐ 1. ときどき決断しづらくなっているように感じたり、注意が散漫になるように感じる
- ☐ 2. ほとんどの時間、注意を集中したり、決断を下すのに苦労する
- ☐ 3. ものを読むこともじゅうぶんにできなかったり、小さなことですら決断できないほど集中力が落ちている

11. 自分についての見方
- ☐ 0. 普段と変わらない（または、自分のことを、他の人と同じくらい価値があって、援助に値する人間だと思う）
- ☐ 1. 普段よりも自分を責めがちである
- ☐ 2. 自分が他の人に迷惑をかけているとかなり信じている
- ☐ 3. 自分の大小の欠陥について、ほとんど常に考えている

12. 死や自殺についての考え
- ☐ 0. 死や自殺について考えることはない
- ☐ 1. 人生を空っぽに感じ、生きている価値があるかどうか疑問に思う
- ☐ 2. 自殺や死について、1週間に数回、数分間にわたって考えることがある
- ☐ 3. 自殺や死について、1日に何回か細部にわたって考える、または、具体的な自殺の計画を立てたり、実際に死のうとしたりしたことがこの1週間にあった

13. 一般的な興味
- ☐ 0. 他人のことやいろいろな活動についての興味は普段と変わらない
- ☐ 1. 人々や活動について、普段より興味が薄れていると感じる
- ☐ 2. 以前好んでいた活動のうち、一つか二つのことにしか興味がなくなっていると感じる
- ☐ 3. 以前好んでいた活動に、ほとんどまったく興味がなくなっている

14. エネルギーのレベル
- ☐ 0. 普段のエネルギーのレベルと変わらない
- ☐ 1. 普段よりも疲れやすい
- ☐ 2. 普段の日常の活動（例えば、買い物、宿題、料理、出勤など）をやり始めたり、やりとげるのに、大きな努力が必要である
- ☐ 3. ただエネルギーがないという理由だけで、日常の活動のほとんどが実行できない

15. 動きが遅くなった気がする
- ☐ 0. 普段どおりの速さで考えたり、話したり、動いたりしている
- ☐ 1. 頭の働きが遅くなっていたり、声が単調で平坦に感じる
- ☐ 2. ほとんどの質問に答えるのに何秒かかかり、考えが遅くなっているのがわかる
- ☐ 3. 最大の努力をしないと、質問に答えられないことがしばしばである

16. 落ち着かない
- ☐ 0. 落ち着かない気持ちはない
- ☐ 1. しばしばそわそわしていて、手をもんだり、座り直したりせずにはいられない
- ☐ 2. 動き回りたい衝動があって、かなり落ち着かない
- ☐ 3. ときどき、座っていられなくて歩き回らずにはいられないことがある

日付：　　　　年　　　月　　　日

氏名：

合計点：

合計点の算出方法

各項目3点満点。ただし、睡眠に関する項目（1.－4.）は、そのうち最も高い点数のものを1つ、食欲／体重に関する項目（6.－9.）は、そのうち最も高い点数のものを1つ、精神運動状態に関する2項目（15.、16.）はどちらか点数の高い方を1つ、それぞれ算入する。合計点は0－27点である。

【編者】

稲田　俊也　　公益財団法人神経研究所　副所長；附属晴和病院　副院長

大阪府生まれ。慶應義塾大学医学部卒業。慶應義塾大学病院精神神経科研修医，社会福祉法人桜ヶ丘記念病院医師，米国ミシシッピ州立大学メディカルセンターポストドクトラルフェロー，国立精神・神経センター精神保健研究所室長，名古屋大学大学院医学系研究科精神生物学分野准教授，帝京大学ちば総合医療センターメンタルヘルス科教授を経て2008年1月より現職。主要著書に，「ひと目でわかる向精神薬の薬効比較　エビデンス・グラフィックバージョンシリーズ（じほう，2002-2005）」，「向精神薬：わが国における20世紀のエビデンス（星和書店，2000）」，「薬原性錐体外路症状の評価と診断（星和書店，1996）」，「遺伝研究のための精神科診断面接［DIGS］日本語版（星和書店，2000）」，「主観欠損症候群評価尺度日本語版［SDSS-J］（じほう，2003）」，「ヤング躁病評価尺度日本語版（YMRS-J）による躁病の臨床評価（じほう，2005）」，「各種ガイドライン・アルゴリズムから学ぶ統合失調症の薬物療法（アルタ出版，2006）」，「精神疾患の薬物療法ガイド（星和書店，2008）」，「改訂版　SIGMAを用いたMADRS日本語版によるうつ病の臨床評価（じほう，2009）」，「DIEPSS: A second-generation rating scale for antipsychotic-induced extrapyramidal symptoms: Drug-induced Extrapyramidal Symptoms Scale (Seiwa Shoten Publishers, 2009)」がある。

【著者】

稲田　俊也　　公益財団法人神経研究所　副所長；附属晴和病院　副院長
山本　暢朋　　公益財団法人神経研究所　附属晴和病院　医長
佐藤　康一　　帝京大学ちば総合医療センター　メンタルヘルス科　専任講師
藤澤　大介　　国立がん研究センター東病院　緩和医療科・精神腫瘍科　医長
稲垣　中　　　慶應義塾大学大学院　健康マネジメント研究科　准教授

大うつ病性障害の検証型治療継続アルゴリズム
STAR*D (Sequenced Treatment Alternatives to Relieve Depression)：
その臨床評価とエビデンス

2011年6月8日　初版第1刷発行

編　者　稲田　俊也
著　者　稲田　俊也，山本　暢朋，佐藤　康一，藤澤　大介，稲垣　中
発行者　石澤　雄司
発行所　㍿　星　和　書　店
　　　　〒168-0074　東京都杉並区上高井戸1-2-5
　　　　電話　03（3329）0031（営業部）／03（3329）0033（編集部）
　　　　FAX　03（5374）7186（営業部）／03（5374）7185（編集部）
　　　　http://www.seiwa-pb.co.jp

© 2011　稲田俊也　　　Printed in Japan　　　ISBN978-4-7911-0773-5

精神疾患の薬物療法ガイド

稲田俊也 編集・監修
稲垣中、伊豫雅臣、
尾崎紀夫 監修

A5判
216p
2,800円

代表的な精神疾患に対して、新薬を最大限に日常臨床に生かせるようにまとめた平易な薬物療法ガイド。

米国国立精神保健研究所
分子遺伝学研究グループによる
遺伝研究のための精神科診断面接〔DIGS〕日本語版

稲田俊也、
伊豫雅臣 監訳

B5判
240p
4,400円

精神疾患の遺伝研究を行う場合の対象者の背景情報や精神症状を的確に把握するために作成された評価尺度。

〈新装丁版〉
薬原性錐体外路症状の評価と診断
DIEPSSの解説と利用の手引

八木剛平 監修
稲田俊也 著

B5判
68p
1,900円

本邦初の薬原性錐体外路症状評価尺度の使用法をわかりやすく解説する。

DIEPSS（英語版）
A second-generation rating scale for antipsychotic-induced extrapyramidal symptoms : Drug-induced Extrapyramidal Symptoms Scale

稲田俊也 著

B5判
80p
3,800円

『薬原性錐体外路症状評価尺度の評価と診断―DIEPSSの解説と利用の手引き―』の増補改訂英語版。評価者用マニュアルと全項目評価用紙は、Japanese/Chinese/Taiwanese/Korean/Englishの各バージョン付き。

発行：星和書店　http://www.seiwa-pb.co.jp　価格は本体(税別)です